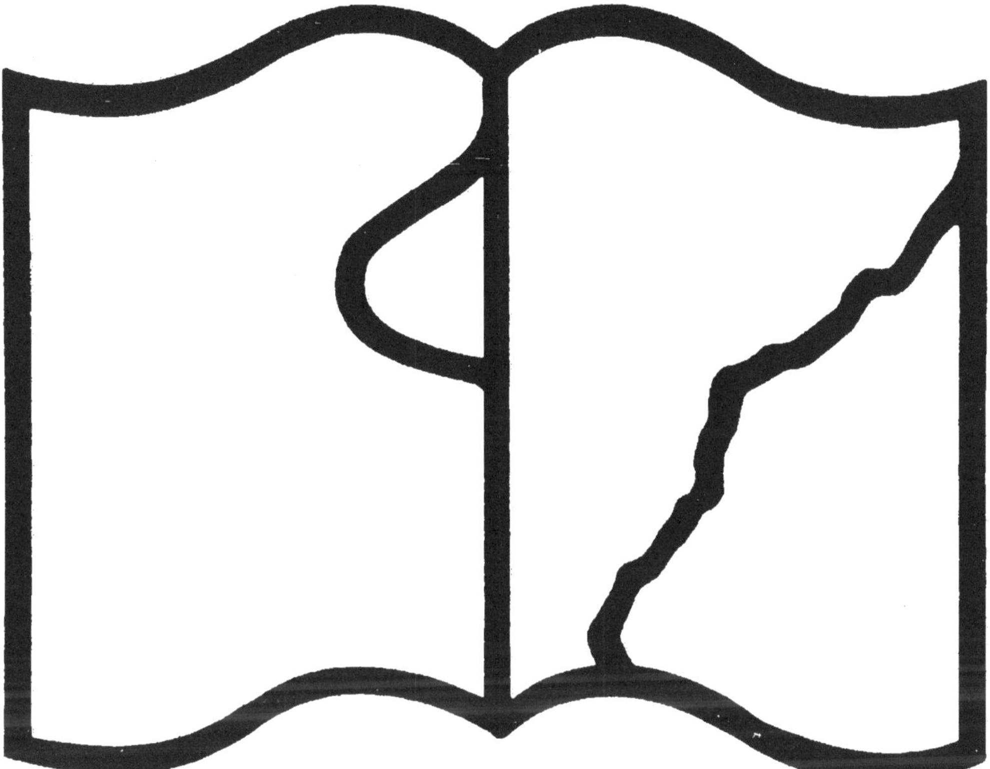

Texte détérioré — reliure défectueuse

NF Z 43-120-11

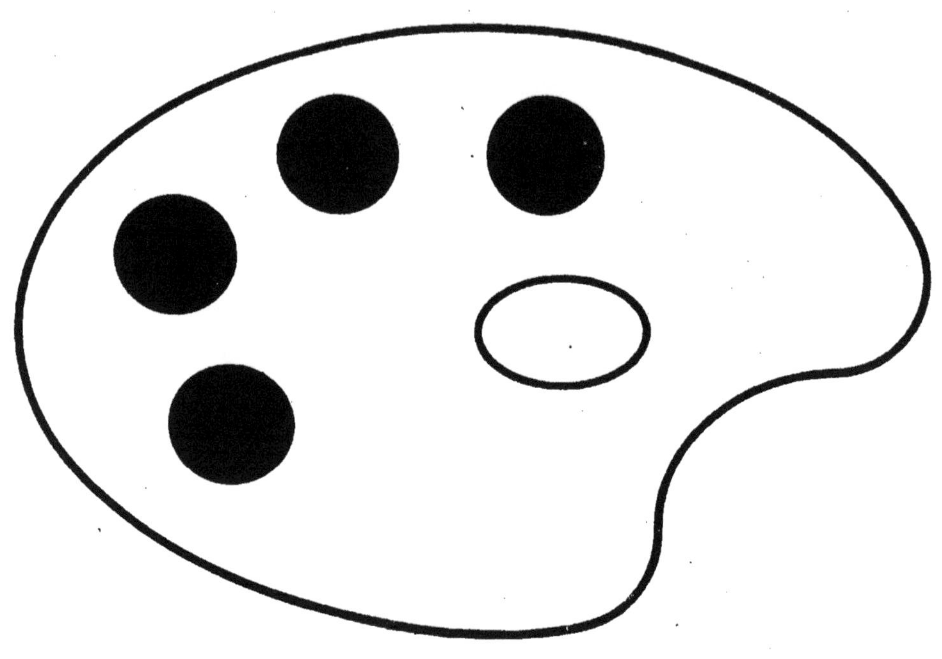

Original en couleur

NF Z 43-120-8

ÉTUDES

CLINIQUES ET THERMOMÉTRIQUES

SUR LES

MALADIES DU SYSTÈME NERVEUX

PAR

BOURNEVILLE

ANCIEN INTERNE DES HOPITAUX DE PARIS, VICE-SECRÉTAIRE
DE LA SOCIÉTÉ ANATOMIQUE, ETC.

PREMIER FASCICULE

—

HÉMORRHAGIE
ET
RAMOLLISSEMENT DU CERVEAU

PARIS

ADRIEN DELAHAYE, LIBRAIRE-ÉDITEUR

PLACE DE L'ÉCOLE DE MÉDECINE.

—

1872

ÉTUDES

CLINIQUES ET THERMOMÉTRIQUES

SUR LES

MALADIES DU SYSTÈME NERVEUX

PARIS. — IMP. VICTOR GOUPY, RUE GARANCIÈRE, 5.

ÉTUDES

CLINIQUES ET THERMOMÉTRIQUES

SUR LES

MALADIES DU SYSTÈME NERVEUX

PAR

BOURNEVILLE

ANCIEN INTERNE DES HOPITAUX DE PARIS, VICE-SECRÉTAIRE
DE LA SOCIÉTÉ ANATOMIQUE, ETC.

PREMIER FASCICULE

—

HÉMORRHAGIE
ET
RAMOLLISSEMENT DU CERVEAU

PARIS

ADRIEN DELAHAYE, LIBRAIRE - ÉDITEUR

PLACE DE L'ÉCOLE DE MÉDECINE.

—

1872

CHAPITRE PREMIER

Historique.

Tandis que la plupart des auteurs qui se sont occupés d'une façon spéciale de l'hémorrhagie cérébrale ou de l'apoplexie par épanchement de sang dans le cerveau, signalent avec soin les variations du pouls et même les modifications de la respiration, ils ne rapportent aucun document sérieux sur la *température*. Les rares indications disséminées dans leurs ouvrages ou dans les traités classiques de pathologie interne, depuis le *Compendium de médecine pratique* jusqu'aux traités les plus récents, ne renferment, à part celui de MM. Béhier et Hardy, aucune notion précise et véritablement scientifique sur la température dans l'hémorrhagie cérébrale. Les extraits suivants le démontrent d'une manière péremptoire.

Wepfer a relaté « l'histoire d'un apoplectique qui, après avoir éprouvé une goutte violente et en paraissant guéri, fut attaqué d'une maladie de poitrine qui faisait craindre qu'il ne pérît de phthisie pulmonaire; mais il perdit subitement le mouvement et le sentiment, avec *pâleur à la face, froid des extrémités*, le pouls étant fort, grand et fréquent, et avec la respiration laborieuse. Wepfer n'osa pas faire saigner ce malade... Cependant des convulsions survinrent, il y eut de l'écume à la bouche, de la sterteur dans la respiration, *le corps se refroidit* et le malade périt. Wepfer reconnut à l'ouverture du corps, qu'il y avait beaucoup de sang entre les membranes du cerveau et dans les ventricules de ce viscère... Les ventricules latéraux étaient comme dilacérés vers le bord.. (1). »

Les notes éparses dans le livre de Portal sont aussi imparfaites que la précédente. « M. Patricot, dit-il, était atteint de l'apoplexie la plus formidable. Son corps était *froid comme la glace* et son pouls était très-petit et faible, ce qui n'avait pas lieu dans les autres malades dont je viens de parler, lesquels, au contraire, *avaient conservé leur chaleur presque naturelle....* Quelque temps après le froid du corps non-seulement se dissipa; mais de plus, ce qui est très-remarquable, la chaleur se développa, et le visage du malade, qui était d'une extrême pâleur, devint très-rouge, cramoisi (2). » Rappelant les opinions qui avaient cours alors sur l'apoplexie sanguine et l'apoplexie séreuse, Portal ajoute : « Ainsi, la rougeur du visage, la chaleur du corps, n'annoncent pas toujours qu'il y ait un excès de sang dans la tête, et la *pâleur de la face et le froid extérieur du corps,* qu'il y ait de l'eau dans le cerveau. » (*Loc. cit.*, p. 321 et 322).

« Dans la deuxième forme sous laquelle peut se manifester l'apoplexie, dit Abercrombie, l'invasion se fait par une céphalalgie subite ; le malade devient pâle, languissant, abattu ; il survient en général des vomissements, et fréquemment, quoique non dans tous les cas, le ma-

---

(1) Wepfer, *Obs. anat. de apoplexia,* Schaffus, in-8, 1658 et Portal, *observations sur la nature et le traitement de l'apoplexie, et sur les moyens de la prévenir,* 1811, p. 30 et 31.

(2) Portal, *loc. cit.*, pages 28 et 29.

lade tombe dans un état qui ressemble à la syncope, avec pâleur de la face, faiblesse extrême du pouls et *froid général* (1). » Revenant ensuite plus loin sur cette forme de l'apoplexie, il ajoute : « Le malade reste pendant quelque temps faible et *froid* avec une pâleur générale presque cadavéreuse : le pouls est faible et généralement fréquent... (p. 322). La *chaleur* et l'aspect naturel se rétablissent par degrés ; le pouls reprend en même temps de la force. (p. 323). »

Enfin, dans les nombreuses observations qu'il rapporte, Abercrombie n'ajoute rien aux passages qui précèdent. En voici quelques spécimens.

«Il était pâle et *froid* et son pouls extrêmement faible.» (Obs. CIII, p. 326). — « La face était extrêmement pâle, le *corps froid*, et le pouls à peine sensible. » (Obs. CIV. p. 327). — « Il avait des nausées et des vomissements répétés ; il se *sentait froid* et défaillant ; il avait la face pâle et livide. » (Obs. CV, p. 328). — Chez un jeune homme, âgé de 18 ans, « *tout le corps était froid* et frissonnant... Le *froid* et la pâleur générale disparurent au bout de quelque temps. » (Obs. CVIII, p. 331). — Abercrombie a noté dans ce cas deux phénomènes, — froid initial, chaleur consécutive, — que nous verrons plus tard correspondre à des périodes rendues bien distinctes et indubitables par l'exploration thermométrique.

A l'article APOPLEXIE (2), les auteurs du *Compendium* écrivent : « Elle (la peau) devient très-froide et comme

(1) *Des maladies de l'encéphale et de la moelle épinière*, traduction de Gendrin, 2ᵉ édition, Paris, 1835, page 296.
(2) Tome I, p. 254 ; 1836.

glaciale, surtout aux extrémités ; il n'est pas rare non plus de la trouver baignée d'une sueur froide, qui fait éprouver une impression pénible quand on touche le tégument... » Enfin, dans le chapitre consacré aux maladies du CERVEAU, nous lisons ce passage : « La chaleur tégumentaire est parfois inégalement répartie : tantôt elle est plus forte d'un côté que de l'autre. Généralement les parties paralysées se refroidissent (1). »

Copland, dans sa description de l'attaque apoplectique, dit que les extrémités sont froides et livides. Plus loin, à propos de l'apoplexie qui augmente graduellement et s'aggrave, il note le froid et la pâleur de la peau, la faiblesse et la fréquence du pouls. Enfin il ajoute : « Au bout d'une heure à 2 ou 3 heures ou même davantage, la surface du corps récupère quelque chaleur et le pouls devient plus fort (2). »

M. Durand-Fardel n'est ni plus explicite, ni plus exact : « La chaleur de la peau, dit-il, n'est pas en général sensiblement modifiée. Quelquefois il y a une chaleur assez prononcée à la tête et du refroidissement aux extrémités. On a trouvé dans quelques cas, peu d'heures après l'attaque, que le *côté paralysé était plus froid que le côté sain* (3). » Un simple coup d'œil jeté sur les observations disséminées dans notre travail, suffira pour démontrer les erreurs que renferme cette courte citation.

Dans son *Traité élémentaire de pathologie interne* (tome I,

(1) Tome II, p. 137 ; 1837.
(2) *Of the Causes, Nature and Treatment of Palsy and Apoplexy*; London, 1850, p. 108, 115, etc.
(3) *Traité des maladies des vieillards*, 1854, p. 263.

p. 37 ; 1864), Monneret, parlant des membres paralysés, avance que « exposés à l'air ces membres se refroidissent » et que, « à la chaleur du lit, ils se réchauffent à la manière des corps inorganisés ; de là les variations de température qu'on y observe. »

Valleix s'exprime ainsi : « La chaleur de la peau n'est en général ni augmentée, ni diminuée. Dans quelques cas on a signalé le froid des extrémités coïncidant avec une augmentation de température vers la tête. Dans les derniers temps de la maladie, le froid des extrémités est très-fréquent (1). » Ses continuateurs n'ont rien ajouté au texte primitif, ainsi que nous nous en sommes assuré en consultant la dernière édition.

Les auteurs de l'article APOPLEXIE dans le *Dictionnaire encyclopédique des sciences médicales* (tome V, p. 69), MM. Schutzenberger et Hecht, ont formulé leur opinion en ces termes : « La température peut baisser aux oreilles, au nez..... La température générale n'augmente pas dans les cas ordinaires ; au début, elle peut être plus élevée du côté paralysé ; ce n'est que dans les fièvres pernicieuses carotiques ou apoplectiques qu'elle s'élève à 39° ou 40°. »

Seuls, MM. Béhier et Hardy (2) ont donné sur ce point des renseignements sérieux en résumant les résultats obtenus à la Salpêtrière par M. Charcot et ses élèves. Ce sont ces résultats que nous devons maintenant résumer brièvement. Ils ont été consignés : 1° par M. Char-

(1) *Guide du médecin praticien*, 4ᵉ édition, t. II, p. 130.
(2) *Traité élémentaire de pathologie interne*, t. III, page 454 ; 2ᵉ édition ; 1869.

cot (1); 2° par M. R. Lépine (2); 3° par M. C. Durand (3).
L'ensemble de ces travaux démontre que « dans l'état
apoplectique grave lié à l'hémorrhagie cérébrale et au ramollissement du cerveau, on peut observer, en l'absence
de toute complication inflammatoire viscérale, une série
de modifications de la température centrale répondant à
trois périodes successives. Dans la première période,
comprenant les premières heures qui succèdent à l'attaque, le chiffre thermométrique s'abaisse en général
au-dessous de 37°,5. Dans le deuxième, qui dure un
nombre variable de jours, il oscille entre 37°,5 et 38°.
Enfin, la dernière période, qui aboutit nécessairement
et rapidement à la mort, est marquée par une élévation
brusque de la température au-dessus de 39°, 40° ou
même 41°. Il importe de remarquer que ces chiffres éle-
vés peuvent être atteints avant que les premiers phénomènes extérieurs de l'agonie se soient prononcés. »
(Charcot, *loc. cit.*, et *Leçons cliniques sur les maladies des
vieillards*, cours de 1867 et 1869).

C'est à l'exposition d'un certain nombre de faits qui
confirment ces propositions générales et font ressortir

(1) *Note sur la température des parties centrales dans l'apoplexie
liée à l'hémorrhagie cérébrale et au ramollissement du cerveau*, lue à
la *Société de biologie* le 15 juin 1867 ; tome IV de la 4e série, page 92.

(2) *Note sur deux cas d'hémorrhagie sous-méningée.* (*Mém. de la
Société de biologie*, année 1867, p. 45.)

(3) *Des anévrysmes du cerveau, considérés principalement dans
leurs rapports avec l'hémorrhagie cérébrale;* 1868, page 10. Voir
Bricquebec, *Étude sur quelques points de la sémeiotique des hémi-
plégies récentes dans le ramollissement et dans l'hémorrhagie de l'encéphale;* 1868, p. 59.

différentes particularités de la température centrale, que nous avons consacré la première partie de ce travail. Ce sera pour nous une grande joie si nous avons su le rendre digne du maître qui nous a aidé de ses savants conseils et s'il nous mérite la bienveillance du lecteur.

CHAPITRE II

De la température dans l'hémorrhagie cérébrale.

L'hémorrhagie cérébrale, tantôt débute d'une façon brusque, tantôt est précédée de phénomènes variables, épistaxis, engourdissements, fourmillements, céphalalgie, troubles de la vue, de l'ouïe, etc., qui se rapportent tout aussi bien, sinon plus, au ramollissement du cerveau et aux attaques apoplectiformes. L'existence ou l'absence de ces prodromes sont rarement constatées chez les malades que l'on observe dans les hôpitaux, d'une part, parce que leur intelligence est souvent affaiblie, et d'autre part, parce que les personnes qui les entourent et n'ont pour elles qu'un intérêt médiocre, sont plus ou moins incapables de fournir des renseignements sérieux.

Quoi qu'il en soit, l'attaque apoplectique éclate et se montre, d'après les auteurs, et en particulier Abercrombie, sous trois formes principales. Dans la première forme, — apoplexie franche, — le malade, après avoir poussé quelquefois un *cri aigu*, est frappé subitement et tombe violemment sur le sol. La face est souvent injectée et déviée d'un côté; l'écume sort de la bouche; la respiration est stertoreuse. Le malade semble plongé dans un sommeil profond. Maintes fois on observe des phénomènes convulsifs, ainsi qu'on le verra dans plusieurs de nos observations.

Dans une seconde forme, qui se rapproche de la syn-

cope, la face est pâle; le malade languissant, abattu,
s'affaisse lentement et perd connaissance, de sorte que
l'on peut arriver assez tôt pour le soutenir. Dans des cas,
d'ailleurs très-rares, les symptômes de l'attaque se bornent là; mais, le plus ordinairement, les phénomènes
apoplectiques surviennent et la marche des accidents
consécutifs est la même que dans la deuxième forme.

Enfin, on a décrit une troisième forme dans laquelle
prédominent les symptômes *paralytiques*. Elle nous paraît beaucoup moins fréquente, si tant est qu'elle soit au-
thentique, que les deux précédentes. Dans celles-ci, surtout dans la première, la mort peut arriver en quelques
instants. Mais, le plus souvent, après l'ictus hémorrhagique, la vie traîne pendant quelques heures ou quelques
jours, et il est possible d'observer une série de phénomènes que nous signalerons chemin faisant, sans toutefois perdre de vue l'objet spécial de notre étude.

I. Abaissement initial de la température centrale.
— Eh bien! si l'on recherche l'état de la température
peu après ou sitôt après l'attaque, on note, en général,
un abaissement de la température centrale. Bien des fois,
à la Salpétrière, M. Charcot a fait prendre, soit par nos
collègues, soit par nous, la température des apoplectiques dans de semblables conditions, et alors on a trouvé
presque toujours, pour ne pas être trop affirmatif, cet
abaissement initial. C'est donc l'exposition des faits démontrant ce phénomène qui doit ouvrir ce travail.
Deux de nos observations, tout à fait péremptoires à cet
égard, ont ici leur place naturelle.

OBSERVATION I.

HÉMORRHAGIE CÉRÉBRALE. TEMPÉRATURE.

Hémiplégie à droite (1866) — Attaque apoplectique (1868.) — Déviation de la tête et des yeux. — Paralysie faciale à droite. — Hémiplégie à droite : nouvelle série d'attaques. — Abaissement de la température de 10 heures à midi ; puis élévation progressive et considérable de la température jusqu'à la mort (10 h. 45 minutes du soir). — État de la rigidité cadavérique — Autopsie : hémorrhagie occupant le ventricule latéral gauche et le ventricule latéral droit. — Hémorrhagie de la protubérance. — Anévrysmes miliaires, anciens foyers hémorrhagiques. (Observation personnelle.)

Marquis, Marie-Madeleine-Angélique, célibataire, blanchisseuse, âgée de 75 ans, admise le 22 janvier 1867, à la Salpétrière, est entrée le 24 mars dernier au n° 18 de la salle Sainte-Marthe (service de M. CHARCOT). Cette femme, en mai 1867, avait été conduite dans le service de M. Vulpian à qui nous devons la note suivante :

Réglée à 15 ans, ménopause à 45 ; un enfant. Jusqu'en 1866, cette femme aurait joui d'une bonne santé. A cette dernière époque, *attaque* brusque sans perte de connaissance au moment où elle allait travailler : *hémiplégie à droite*, embarras de la parole. Pendant trois semaines elle n'aurait pu remuer ni le bras, ni la jambe paralysés qui étaient indolores, mais le siége de fourmillements. Elle ne se léverait que depuis la fin d'avril ; l'amélioration, à partir de ce moment, a fait de notables progrès. Actuellement (27 mai 1867) on note une déviation légère de la face, un abaissement de la commissure droite et une traction médiocre de la pointe de la langue vers la droite. D'une façon générale, la malade est faible ; toutefois, elle serre moins fort de la main droite que de la gauche. L'embarras de la parole est à peine marqué. Sauf de la presbytie, il n'y a pas de troubles des sens, pas de diminution sensible de la mémoire. Constipation vomissements. Elle sort le 22 juin. Rentrée le 27 décembre 1867 pour des vomissements qui duraient depuis trois semaines, on ne remarque aucun changement au point de vue de l'hémiplégie, seulement la malade serait gâteuse. Elle quitte l'infirmerie le 18 janvier 1868.

24 *Mars* 1868. Cette malade a été prise à neuf heures du matin de nouveaux accidents. Avant de les relater, nous allons indiquer son état habituel, d'après les renseignements fournis par les employées du service. Elle marchait dans le dortoir en traînant la jambe, se levait, s'habillait toute seule et se servait de sa main pour manger. Depuis son arrivée à l'hospice, Marquis gâtait, souvent au début, moins dans les deux derniers mois; elle bavait ordinairement en parlant. La parole était embarrassée. Rien d'anormal ne s'était présenté dans les jours qui ont précédé l'attaque, le matin elle s'était levée et avait procédé comme d'habitude à sa toilette.

Vers *neuf heures*, étant assise sur sa chaise, elle est tombée brusquement par terre et s'est blessée à la main et au niveau de la moitié droite du front. A ce moment la face était rouge; on n'aurait pas remarqué de convulsions. Écume à la bouche. La perte de connaissance a été immédiate. Les membres du côté droit étaient flasques; à gauche, le bras était rigide (épaule et coude). Pas d'évacuations involontaires; la malade est envoyée à l'infirmerie.

10 *heures du matin.* — Pouls redoublé, irrégulier à 80, assez large; quelques instants auparavant, 60 pulsations; respiration 20-24; température rectale T. R. 36°, 6. La malade, immobile, dans le décubitus dorsal, semblerait plongée dans un sommeil profond si elle n'avait les yeux ouverts. Pas de ronflement respiratoire. Elle porte sur le front, à droite, une bosse sanguine du volume d'un œuf de pigeon, laquelle s'est accrue, pour ainsi dire, à vue. La tête est fortement tournée à gauche, de telle sorte que le côté correspondant de la face repose sur l'oreiller. Les yeux, atteints de *nystagmus*, sont dirigés autant qu'il est possible, à gauche. La bouche est également déviée de ce côté; la commissure répondant à cette extrémité est entr'ouverte, soulevée à chaque expiration et laisse échapper une salive écumeuse qui s'écoule sur le menton. Le sillon naso-labial est tiré de haut en bas et de droite à gauche. Quand on cherche à

ramener la tête dans l'attitude normale, on éprouve une certaine résistance. La figure a une coloration naturelle.

Membres supérieurs. — Épaule et coude gauches rigides ; la main de ce côté est plus chaude que la droite ; la malade exécute quelques mouvements automatiques ; ainsi elle essaye de replacer les couvertures sur ses jambes. Le membre supérieur droit est flasque, retombe inerte, lorsqu'on le soulève. Il y a cependant un peu de raideur dans les mouvements d'extension du coude, paraissant tenir à une légère contracture du biceps. Pince-t-on la peau du bras droit, la malade paraît sentir et, en outre, il se produit un mouvement de flexion dans le coude en même temps que la main se rapproche du corps.

Membres inférieurs. — Le genou droit plus chaud que le gauche, est à peu près flasque, mais non d'une manière absolue. Le membre inférieur gauche est roide ; on a de la peine à fléchir le genou et la hanche. La malade exécute quelques mouvements avec la jambe gauche. Rien de semblable à droite où, par le chatouillement, on observe des mouvements réflexes d'ensemble.

Pendant l'examen, la respiration devient stertoreuse, se précipite; le membre supérieur droit est pris de *mouvements spasmodiques,* consistant en une sorte d'extension du bras sur l'avant-bras, en même temps que les doigts se fléchissent dans la paume de la main. Le membre inférieur, lui aussi, offre des mouvements de flexion dans le genou, et le membre tout entier est envahi par de petites *convulsions tétaniformes.* Mêmes phénomènes dans le membre inférieur gauche.

Alors l'aspect symptomatique change. La malade ramène la tête dans la position médiane ; simultanément les yeux sont déviés en haut. L'écume à la bouche, la respiration stertoreuse augmentent. La face devient violacée, livide ; des deux côtés les membres s'étendent spasmodiquement et sont pris de légers mouvements tétaniformes (*onze heures environ*). *Dans cette crise, la température rectale a baissé :* 36°, 3 ; la malade a uriné sous elle. Pouls 120. Rien aux fesses, si ce n'est deux cicatrices anciennes à gauche.

Midi. — Pouls à 128, respiration 28, température rectale 35°, 8. La malade vient d'avoir une nouvelle série d'attaques.

2 *heures du soir.* — Pouls 100 ; respiration 20-24 ; température rectale 37°, 2. — Respiration lente, inspirations profondes, assoupissement constant depuis le dernier examen. Face pâle ; bouche entr'ouverte plus dans la moitié gauche que dans la droite. Paupières fermées, pupilles dilatées, la gauche beaucoup plus que la droite. Les globes oculaires, quand on relève les paupières, restent immobiles et sont un peu dirigés à gauche ; la tête bien qu'inclinée toujours sur l'épaule gauche, l'est moins que précédemment. Les membres supérieurs, à part un peu de roideur (la même d'ailleurs des deux côtés), sont flasques. A droite roideur très-forte dans le genou ; la jambe est assez fortement fléchie sur la cuisse, la cuisse sur le bassin. Lorsque, avec peine, on est parvenu à allonger la jambe, elle revient à sa position primitive.

5 *heures.* — Pouls 96 ; respiration 20-24 ; température rectale 38°, 6. Marbrures sur les jambes et sur les mains, plus marquées sur la main *droite.* Rougeur assez vive sur le coccyx et la partie inférieure du sacrum ; cette rougeur s'étend sur la fesse droite. *Tache grisâtre* résultant d'une *exulcération* à l'extrémité du sacrum. Même degré d'assoupissement. Contracture des genoux plus prononcée à gauche. Roideur dans les épaules, plus accusée à gauche. Flaccidité des autres articulations. L'inégalité des pupilles n'a pas changé ; elles restent dilatées. Tête inclinée à gauche. La déviation des globes oculaires, qui restent immobiles quand on soulève les paupières, est moins accentuée qu'à deux heures. Respiration stertoreuse.

7 *heures.* — P. 84 ; R. 24-28 ; T. R. 39°,2. Pas de déviation oculaire ; pupille gauche très-dilatée, cornée terne. Tête inclinée à gauche. Membres supérieurs dans la résolution ; membres inférieurs fléchis, les cuisses sur le bassin, les jambes sur les cuisses, avec contracture des muscles au niveau du genou. Le chatouillement de la plante des pieds détermine des mouvements réflexes plus intenses à gauche.

9 *heures.* — P. 120 ; R. 24 ; T. R. 40°,4. — Même état des

membres ; au contact, la température semble être la même des deux côtés. Le chatouillement de la région plantaire détermine des mouvements réflexes dans les orteils, mais après une excitation très-longue. La malade est toujours dans le coma, la respiration est pénible, il y a une dépression épigastrique très-marquée. Pendant l'inspiration, la moitié gauche des lèvres se déprime, tandis que la droite demeure arrondie et saillante. *Phlyctènes de la grosseur d'un œuf de poule à l'extrémité antérieure des trois derniers métatarsiens à droite. Excoriation ayant mis le derme nu dans une largeur égale à une pièce de deux francs le long du cinquième métatarsien gauche. La malade succombe à 10 heures 45 minutes du soir.*

A 11 *heures*, la température rectale est de 40°,2. Les membres du côté gauche sont plus chauds que ceux du côté opposé. La tête est encore inclinée sur l'épaule gauche. La moitié gauche de la bouche est entr'ouverte, tandis que l'autre moitié est fermée. Flaccidité générale des membres.

Minuit. — T. R. 39°,8 ; même différence de température entre les membres ; même flaccidité.

25 *Mars.* — La *rigidité cadavérique* a été notée à plusieurs reprises. A 7 heures et demie du matin, l'épaule droite est plus rigide que la gauche qui est flasque. Rigidité aux deux coudes, plus faible à gauche. Différence semblable aux poignets. Roideur égale des deux genoux ; relâchement des autres jointures.

9 *heures.* — Roideur assez prononcée dans l'épaule et le coude à droite, moins dans le poignet, assez forte dans les doigs. Ces phénomènes sont notablement moins marqués à gauche. Pas de différence sensible aux membres inférieurs. A 10 heures et demie, il n'y a pas de changement.

1 *heure.* — Rigidité médiocre à l'épaule droite, assez forte au coude, au poignet et aux doigts. La rigidité est toujours moindre à gauche. Rigidité à la hanche, au genou, prédominante à droite.

3 *heures et demie.* — Même état de la rigidité. — 5 *heures.* La rigidité a diminué aux trois articulations du membre supérieur droit. A gauche presque pas de rigidité dans l'épaule ; le coude, le poignet et les doigts comme précédemment. Aux membres inférieurs, pas de

modification à droite, mais à gauche la rigidité est plus considérable qu'au dernier examen.

7 heures. — La rigidité persiste encore dans l'épaule et le coude droits, nulle au poignet, assez forte aux doigts. A gauche, la rigidité a disparu à l'épaule, elle est plus marquée au coude gauche qu'au droit, forte au poignet et plus encore aux doigts de la main gauche qu'à ceux de la droite. Simple roideur aux membres inférieurs, mais plus accusée à gauche.

Autopsie *le 26 mars.* — Sur le *péricrâne* il y a une dilatation assez forte des veines et une coloration rosée générale, surtout en arrière au voisinage de la région occipitale; mais d'ailleurs pas d'autre ecchymose que la bosse sanguine qui existe au voisinage de la bosse frontale. La *dure-mère*, vivement injectée, offre une coloration violacée. Le cerveau globuleux, volumineux, a les circonvolutions également aplaties des deux côtés. Quand on le renverse sur sa partie convexe, on voit du sang accumulé sous l'arachnoïde, au niveau du chiasma des nerfs optiques, sur le pédoncule cérébelleux moyen du côté gauche, à l'orifice postérieur du ventricule, à la face inférieure du cervelet. Les *artères* de la base sont très-athéromateuses (basilaire, vertébrales, sylviennes). Les pédoncules cérébraux sont eux-mêmes distendus à un haut degré, aplatis. Il existe en arrière, au niveau du lobe occipital gauche (partie inférieure), une perforation assez considérable, remplie par un caillot sanguin (mais il n'est pas certain que cette perforation ait été produite par l'hémorrhagie). Les ventricules latéraux sont remplis de caillots sanguins.

Hémisphère gauche. Le centre ovale est transformé en une sorte de kyste à parois tomenteuses, irrégulières, contenant des caillots. Le corps strié, la couche optique, sont rejetés en avant; il y a dans le foyer des fragments volumineux de substance cérébrale. On a trouvé sur la partie interne du ventricule latéral, au milieu du foyer, trois *anévrysmes miliaires* assez volumineux, appendus à des vaisseaux. A l'extrémité postérieure du foyer, taches *d'apoplexie capillaire.*

Hémisphère droit. Le ventricule droit est lui-même, surtout en arrière, fort distendu, déchiqueté, à parois anfractueuses et rempli de caillots sanguins. En dehors du corps strié, *ancien foyer*, proba- blement de *ramollissement*. A la surface des hémisphères il n'y a pas d'apparence d'anévrysmes miliaires. Ce foyer de ramollissement exa- miné ultérieurement est reconnu pour un *foyer hémorrhagique* an- cien. Dans la couche optique on a trouvé également un *foyer hémor- rhagique linéaire, ocreux,* et dans la substance blanche, près du corps strié, un *anévrysme miliaire*.

Cervelet. Le quatrième ventricule est considérablement distendu et gorgé de sang comme l'étaient les ventricules latéraux. La protu- bérance paraît à l'extérieur, gonflée, tuméfiée. En faisant une coupe au milieu de sa face supérieure pour la séparer des pédoncules céré- braux, on a mis à découvert un *foyer sanguin* assez volumineux, formé de détritus cérébral et de sang. Ce foyer occupe surtout le côté droit de la protubérance et se prolonge un peu du côté du pé- doncule cérébelleux moyen droit, mais sans l'envahir dans toute son étendue.

Une coupe, passant à travers la substance blanche du lobe céré- belleux moyen, de manière à diviser le corps rhomboïdal, fait voir à gauche un foyer ocreux, ancien, du volume d'un très-petit pois, situé sur la substance grise du corps rhomboïdal. A droite, au mi- lieu du corps rhomboïdal, foyer hémorrhagique récent, ayant environ le volume d'un pois, et présentant au centre un *anévrysme miliaire*.

Thorax. Adhérences légères au sommet du poumon droit et *con- gestion* de ce poumon ; il en est de même du poumon gauche. *Cœur* volumineux (415 grammes, lavé et sans péricarde). Le cœur gauche étant fendu, on observe une hypertrophie considérable des parois ayant plus de 3 centimètres dans leur plus grande épaisseur. Colora- tion grise des parois musculaires. Orifice aortique ; valvules suffi- santes, leur base est transformée en un demi-cercle dur. La val- vule auriculo-ventriculaire est suffisante. On sent dans l'épaisseur et à la base de nombreux tubercules indurés. — Rien de particulier au cœur droit.

L'aorte thoracique, un peu au-dessus des valvules sigmoïdes, est couverte de plaques athéromateuses qui font saillie dans la lumière du vaisseau. — L'aorte abdominale, fendillée, est parsemée de foyers athéromateux noirâtres, imbibés de sang.

Foie (900 *grammes*), muscade, sans congestion, ni calculs.

Rein gauche (130 *grammes*) : pas d'altération, un peu d'injection seulement entre la substance corticale et la tubuleuse.

Rein droit (70 *grammes*). Bassinet très-dilaté, mais sans altération appréciable du parenchyme rénal et surtout sans trace de dégénération granuleuse. — *Vessie :* nombreuses *taches ecchymotiques*. — Les autres organes étaient sains.

Le caractère apoplectique de l'attaque ne peut être mis en doute ici : la malade a été frappée d'une manière si brusque et si violente qu'elle a été précipitée sur le sol et s'est blessée en plusieurs endroits.

Prise une heure après l'invasion des accidents, alors que les membres du côté droit étaient flasques et ceux du côté gauche contracturés, la température rectale était à 36°,6, chiffre notablement inférieur à la température normale. Mais ce n'est pas tout : bientôt les globes oculaires, qui étaient tournés vers la gauche, se portent directement en avant; des deux côtés les membres s'étendent spasmodiquement et sont pris de mouvements tétaniformes. Durant cette crise, la température descend encore et tombe à 36°,3.

Enfin, l'état apoplectique persistant ainsi que les convulsions, la température s'abaisse jusqu'à 35°,8, abaissement énorme, l'un des plus considérables que nous ayons vus dans les mêmes circonstances (fig. 1).

Parallèlement aux variations de la température, nous avons vu se produire chez cette femme des phénomènes convulsifs qu'il nous semble bon de faire ressortir. Dès le début, nous constatons une *paralysie complète* du côté

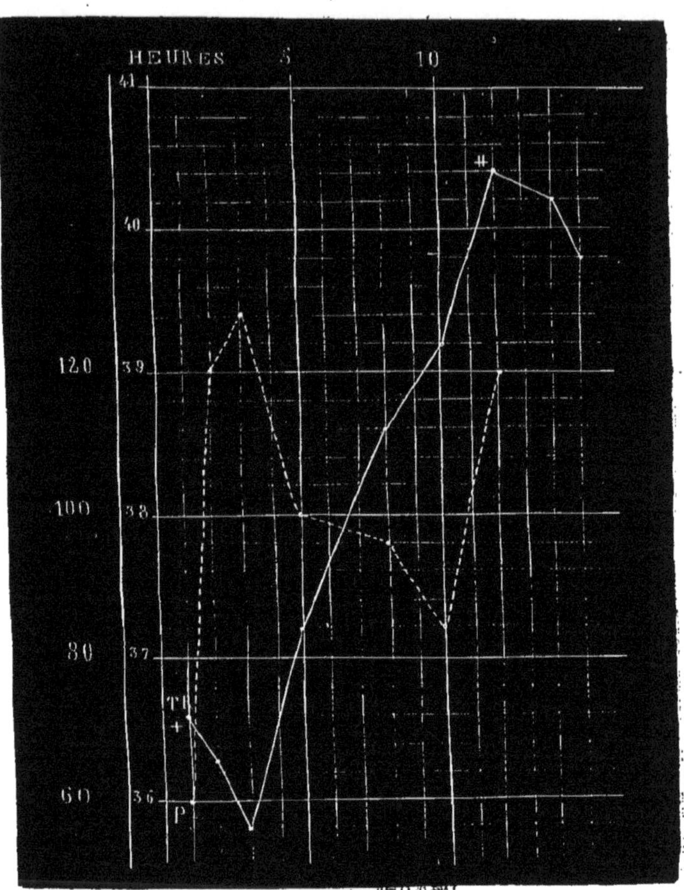

FIG. 1. P. pouls. T. R. température rectale, température une heure après l'attaque. ± température une heure 3/4 avant la mort. — Les deux indications suivantes (40°,2 et 39°,8) répondent à des températures prises 2 et 3 heures après la mort. — Chaque ligne verticale représente une heure.

droit, de la *contracture du côté gauche;* puis, le membre supérieur droit est pris de *mouvements spasmodiques,* et les membres inférieurs sont envahis par des *convulsions tétaniformes*. Ces convulsions gagnent tous les membres et reviennent par crises durant lesquelles la face devient violacée, livide ; l'écume s'écoule de la bouche ; la respiration est stertoreuse ; les urines s'échappent involontairement. Peu après, les convulsions cessent, la contracture disparaît en partie aux membres supérieurs et inférieurs. A partir du moment où apparaissent ces modifications, la température centrale s'élève progressivement et atteint 40°,4 à l'époque de la terminaison fatale.

Si l'on compare les phénomènes cliniques aux lésions anatomo-pathologiques, on arrive à cette conclusion fort probable à savoir que la contracture, les convulsions et *l'abaissement de la température* — ces deux derniers symptômes surtout, — étaient dus à la continuation *de l'hémorrhagie primitive, à la propagation du sang dans tous les ventricules, enfin à la production d'une hémorrhagie dans la moitié droite de la protubérance et dans le pédoncule cérébelleux moyen correspondant.*

Mais il est temps de revenir à l'étude de la température dont nous ont éloigné ces commentaires. Dans le second cas, que nous allons relater maintenant, les résultats thermométriques ont été plus précis encore que dans le précédent qu'ils viennent d'ailleurs pleinement confirmer.

OBSERVATION II.

ALBUMINURIE ; HÉMORRHAGIE CÉRÉBRALE.

Albuminurie ancienne. — Épistaxis. — Prurigo parasitaire. — Attaque apoplectique. — Paralysie faciale gauche. — Hémi-

*plégie à gauche. — Abaissement considérable de la tempéra-
ture (36°,2) suivi d'une élévation rapide (39°); puis nouvel
abaissement (37°,6) suivi d'une élévation qui continue jusqu'à
la mort (41°,2). — Différences de température entre les membres sains et paralysés. — Vomissements alimentaires et bilieux,
phénomènes convulsifs (épilepsie spinale ?). — Mort au bout de
58 heures. — Hémorrhagie ayant disséqué le corps opto-strié
droit, envahi le centre ovale, les ventricules latéraux et moyen.
— Anévrysmes miliaires. — Hypertrophie du cœur, Néphrite.*
(Observation personnelle.)

Denaut Adolphe, 58 ans, marié, monteur en bronze, né à Paris,
est entré le 5 juin 1869 à l'hôpital Saint-Louis, salle Napoléon,
n° 57 (service de M. BLACHEZ).

Antécédents. A part une fluxion de poitrine à 42 ans, cet homme
a joui d'une santé passable jusqu'à 54 ans. A cette époque il a eu une
rétention d'urine pour laquelle il a fait un séjour de 6 mois à l'hôpital Lariboisière (cathétérisme). Envoyé en convalescence à l'asile de
Vincennes, il en sort amélioré. Mais, peu après son retour chez lui,
ses jambes enflent, deviennent énormes, et il est obligé, au bout de
2 semaines, de se faire conduire à l'hôpital Saint-Antoine où il reste
environ 6 mois. A partir de ce jour, il passe sa vie alternativement
chez lui et dans les hôpitaux (Lariboisière, Beaujon, Saint-Louis).
Son admission dans ce dernier établissement avait été motivée par
l'existence d'un *acné* de la face qu'il avait depuis de longues années.
A sa sortie de l'hôpital Saint-Louis, il allait mieux ; toutefois il ne
put reprendre son travail parce qu'il était faible et que ses jambes
enflaient. En février 1869, sa femme l'a trouvé un jour, la physionomie égarée, prononçant des paroles décousues. Avait-il eu un
étourdissement? Les renseignements que nous obtenons ne nous permettent pas de l'affirmer. Ce qu'on sait, c'est qu'il n'est pas tombé
par terre. Ce jour-là et les deux suivants, *épistaxis* abondantes et
répétées, accident auquel il n'était pas sujet.

Den.... faisait quelques *excès de boisson*, buvait parfois de l'eau-
de-vie et se grisait à peu près ous les mois. Jamais de rhumatismes

ni d'étouffements. — Depuis 4 ans, misère et privations (avant son entrée à l'hôpital et dans les intervalles de ses séjours dans les hôpitaux). — Nul détail sur ses *père* et *mère;* — une *sœur* est bien portante; un *frère* est mort d'une *attaque apoplectique* en moins de 24 heures. Pas d'enfants.

5 *juin* 1869. *Prurigo* parasitaire (*pediculi*). Affaiblissement assez grand. — Quelques symptômes *d'embarras gastrique.* — Œdème des pieds. Les bruits du cœur sont normaux. — Les urines, examinées le 8 et le 10, contenaient une assez grande quantité d'albumine.

11 *juin.* Pouls 60; respiration 16; température rectale (T. R.), 37°,4.—Le 13, T. R. 37°,2; même état des urines.

14 *juin.* Les urines, qui renferment à peu près la même quantité d'albumine que les jours précédents, sont blanchâtres, un peu troubles (examen par la chaleur, puis par l'acide azotique). — P. 72; R. 20; T. R. 37°,4.

15 *juin.* P. 76; R. 20; T. R. 37°,2; même aspect de l'urine.

Soir. Étant en train de manger, il s'est arrêté tout à coup et a uriné sous lui. Son voisin, s'en apercevant, lui demanda ce qu'il faisait. A l'instant même, il s'affaissa et tomba sur le plancher. J'arrivais alors dans la salle et *je pus immédiatement constater les phénomènes suivants :* Pouls 76; R. 20-24; T. R. 37°,4.

Face pâle, dirigée vers la droite, ainsi que les yeux. Accumulation des aliments dans la moitié gauche de la bouche. Perte de connaissance absolue. — Respiration bruyante. — Paralysie complète du côté gauche. — *Cinq minutes* environ après le début des accidents, le malade semble revenir à lui : il regarde les assistants, mais ne peut parler.

Le *bras gauche,* plus chaud que le droit, retombe inerte quand on le soulève. Le pincement, la piqûre d'épingle ne déterminent aucune douleur.

Le *membre inférieur gauche* retombe également quand on l'élève. Il présente de la roideur, peu prononcée, mais indubitable, dans le genou et la hanche. Sous l'influence du pincement, il se produit un léger mouvement.

Le bras et la jambe du côté droit conservent pendant quelques instants la position qu'on leur donne. Le malade cherche avec la main droite, prend sa main gauche, paraît s'étonner de sa situation, parle en bredouillant et d'une façon incompréhensible.

La face, maintenant (10 minutes après l'attaque), est très-rouge, vultueuse. Les paupières sont également entr'ouvertes ; quand le malade ferme les yeux, l'occlusion est plus parfaite à droite qu'à gauche ; la pupille droite est plus grande que la gauche. — Le sillon naso-labial gauche est un peu moins accusé que le droit. — La moitié gauche de la lèvre inférieure est renversée, tombante ; la moitié droite est en contact avec la lèvre supérieure. La commissure labiale droite est tendue, tirée ; la gauche laisse écouler de l'écume mêlée avec quelques débris alimentaires.

Den.... demande à boire ; il s'empare du verre avec avidité ; une partie du liquide s'échappe par la commissure labiale gauche ; toux. — La pointe de la langue est fortement portée à gauche.

6 *heures*, *soir* (une heure après l'attaque). P. 72 ; R. 24-28 ; T. R. 36 °. (Le thermomètre a été enfoncé convenablement et *est demeuré en place pendant plus de cinq minutes*.) L'hémorrhagie continue.

La face est violacée, chaude. — Les paupières sont entr'ouvertes, moins à gauche qu'à droite. — Les yeux regardent directement en avant (à un moment de l'examen ils se sont légèrement portés vers la droite et en même temps le front s'est recouvert d'une sueur froide.) Les pupilles sont égales, contractiles et notablement contractées, bien que le malade soit dans l'obscurité. La sensibilité de la conjonctive, nulle à gauche, est conservée à droite.

Flaccidité absolue du bras gauche. — Roideur assez forte de la hanche et du genou gauches ; le chatouillement de la plante du pied donne lieu à des secousses assez violentes consistant en mouvements de flexion et d'extension de la jambe sur la cuisse, de celle-ci sur le bassin. — Le malade ayant vomi et s'étant mouillé en urinant, il n'est pas possible de savoir si les membres du côté gauche sont actuellement plus ou moins chauds que ceux du côté droit.

Respiration ronflante. — Etat comateux ; cependant, lorsqu'on demande au malade d'allonger sa langue, il fait, en vain, quelques tentatives. — Les urines, traitées par la chaleur et l'acide azotique, sont toujours albumineuses et au même degré.

7 *heures du soir* (2 h. après l'attaque). Le malade a encore vomi des aliments. — A l'instant même, selle liquide, abondante, fétide, mêlée de gaz. P. 68 ; R. 24 ; T. R. 37°,2. La tête a de la tendance à s'incliner sur l'épaule gauche. En plus des symptômes oculaires déjà notés, on remarque que les yeux sont un peu tournés en haut et que les cornées se recouvrent de mucosités. — La face est froide, moite.

Membre supérieur gauche : plus chaud que le droit, flasque ; toutefois les doigts sont fléchis dans la paume de la main ; on les étend sans peine, mais ils reprennent aussitôt leur position primitive.

Membre inférieur gauche : il est évidemment *plus froid* que le droit, repose sur sa face externe, et est légèrement fléchi. Les excitations ne produisent plus de mouvements spasmodiques. La roideur a augmenté dans la hanche et le genou.

Le malade se sert de la main droite pour ramener sur lui ses couvertures. — Râle laryngo-trachéal.

9 *heures du soir* (4 h. après l'attaque). P. régulier, 60-64 ; R. stertoreuse, à 36 ; T. R. 37°,6. — Un peu de roideur dans l'épaule et le coude, à gauche ; doigts fléchis. La roideur est plus marquée dans la hanche et le genou du même côté. — Le bras gauche est moins froid que le droit ; les jambes sont également froides. — Le malade étant couché sur le côté gauche, pour l'exploration thermométrique, on voit survenir, au bout de quelques minutes, des contractions fibrillaires, semblables à des ondulations dans les muscles de la fesse et de la cuisse droites. Lorsqu'il est replacé dans le décubitus dorsal, il se produit des secousses tétaniques, rapides, fréquentes, énergiques dans les membres du côté droit, rares et faibles dans les membres du côté opposé. — Plusieurs selles liquides (on a administré un lavement purgatif dès le début).

10 *heures du soir* (5 h. après l'attaque). P. 60 ; R. 28 ; T. R. 37°,9.

11 *heures.* P. 60 ; R. 24 ; T. R. 38°. Même attitude. Pas de secousses tétaniques ; encore quelques contractions fibrillaires. La

contracture, moindre au bras gauche, est la même au membre inférieur correspondant. — Coma ; le malade fume la pipe. — Face pâle, moite ; les lèvres ne sont pas bleues. Respiration costale et diaphragmatique. — *Minuit.* P. 64 ; R. 24 ; T. R. 39°.

16 *juin*, 6 heures du matin (13 h. après l'attaque). T. R. 37°,6. A cet instant, la respiration est plus bruyante, et le malade vomit une certaine quantité de glaires, mais on n'a pas constaté de secousses convulsives.

8 *heures.* P. 60 ; R. 40 ; T. R. 38°,3. Les deux moitiés de la face sont médiocrement chaudes et au même degré, pas de cyanose. Tous les symptômes observés hier à la face persistent. La sensibilité de la conjonctive oculaire droite a diminué. La face, les yeux sont dirigés en avant. — Légère roideur du cou.

Le bras gauche, la moitié correspondante du tronc, la cuisse, la jambe sont remarquablement plus chauds que les mêmes parties du côté droit.

Membre supérieur gauche : roideur médiocre à l'épaule, un peu plus prononcée au coude, nulle au poignet ; les doigts sont fléchis, assez roides. *Tache ecchymotique sur l'annulaire gauche.* — Le pincement paraît perçu, car le malade fait un très-léger mouvement de l'avant-bras gauche et élève le bras droit.

Membre inférieur gauche : roideur de la hanche et de la cuisse, comme hier. — *Les sinapismes appliqués au début ont laissé des traces* (érythème) *à gauche*, et pas à droite. — Le chatouillement de la plante du pied gauche suscite des mouvements réflexes énergiques, mais moins que la même excitation exercée à droite. Le pincement donne lieu à des mouvements automatiques. — Pas de trace d'œdème aux pieds.

Les membres du côté droit n'offrent rien de particulier. Le malade se sert parfois de son bras. — Respiration surtout costale. — Rien aux fesses.

10 *heures.* P. 60 ; R. 40 ; T. R. 38°,6.

Midi (19 h. après l'attaque). P. 68 ; R. 40 ; T. R. 39°,2.

2 *heures du soir.* P. 68 ; R. 44 ; T. R. 38°,8.

4 *heures*, soir. Vomissements bilieux tachant le linge en vert. Coma plus profond. Le membre inférieur gauche est remarquablement plus chaud que le droit ; entre les membres supérieurs, la différence est moins accusée. — P. 64 ; R. 48 ; T. R. 39°.

6 *heures*. (25 h. après l'attaque). P. 64 ; R. 40 ; T. R. 39°,4.

9 *heures*. P. 100 ; R. 48 ; T. R. 40°. Même état, si ce n'est que le bras gauche est tout à fait flasque.

11 *heures*. P. 80 ; R. 40 ; T. R. 39°,4.

17 *juin*, 8 heures du matin (39 heures après l'attaque). Coma. Décubitus latéral droit. — On note de plus qu'hier une injection de la conjonctive oculaire des deux côtés. — Face chaude, moite. Le membre supérieur gauche est flasque et plus chaud que l'autre. La *tache ecchymotique* de l'annulaire n'a pas changé. — Le pincement du bras gauche occasionne des mouvements automatiques du bras droit. — Les veines des mains sont dilatées.

Les membres inférieurs sont chauds, le gauche plus que le droit. La roideur a disparu. — Ni vomissements, ni garde-robes. — P. 96 ; R. 40 ; T. R. 39°,8.

10 *heures*. P. 104 ; R. 44 ; T. R. 40°. Le malade exhale une odeur particulière, de plus en plus infecte. — Pas de rougeur aux fesses.

2 *heures* de l'après-midi. Mains et face bleuâtres. P. 112 ; R. 48 ; T. R. 40°.

5 *heures*. P. 88 ; R. 48 ; T. R. 40°,5.

8 *heures*. P. 120 ; R. 56 ; T. R. 40°,9.

11 *heures*. P. 124 ; R. 56 ; T. R. 41°,2. Le malade meurt le 18 juin à 3 heures du matin, 58 heures après le début.

20 *juin*. *Rigidité cadavérique*. Cou flasque ainsi que l'épaule et le coude droits, rigidité assez marquée du poignet et des doigts. — Membre supérieur gauche : flaccidité de l'épaule, rigidité du coude et surtout des doigts. — Membre inférieur droit : roideur de la hanche, du genou et du pied. M. inf. gauche : rigidité très-forte au pied, assez prononcée à la hanche, médiocre au genou.

AUTOPSIE. *Tête*. Quelques petites *ecchymoses* à la face interne du *péricrâne* et des deux côtés. — *Os* friables. *Dure-mère*, saine. — Adhérences légères des feuillets de l'arachnoïde au niveau des fosses sphénoïdales. La *pie-mère* cérébrale n'est pas injectée. — Les *artères vertébrales* sont saines ; on trouve sur le *tronc basilaire*, un petit dépô athéromateux ; sur l'artère *cérébrale postérieure* droite, trois ; sur la gauche, deux. Les artères *communicantes postérieures* sont saines ; la droite est 4 à 5 fois plus volumineuse que la gauche qui est filiforme. La terminaison des *carotides* présente des opacités ; la *sylvienne droite* à son origine des opacités et un petit dépôt athéromateux ; la *gauche* un seul dépôt athéromateux à la naissance de sa première branche. Les artères *cérébrales* et *communicante antérieures* sont normales. — Au-dessous de la pie-mère qui répond à la grande fente cérébrale, aux pédoncules, au chiasma des nerfs optiques, et à la face supérieure du cervelet, on découvre du sang infiltré en nappe.

Cerveau. Quand on sépare les deux hémisphères l'un de l'autre, on voit les ventricules latéraux et le ventricule moyen gorgés de sang. La cloison intermédiaire est déchirée.

Hémisphère droit. Il est considérablement distendu par du sang mi-fluide, mi-coagulé. Les parois externe et supérieure du ventricule latéral sont en partie détruites ainsi que la moitié antérieure du centre ovale. Le foyer s'étend en avant, à 2 centimètres et demi de l'extrémité correspondante de l'hémisphère. — Le *corps opto-strié* est disséqué et séparé du reste de l'hémisphère dans toute sa longueur et les deux tiers de sa hauteur. Entre lui et les parties voisines, existe un caillot noir assez résistant. — Seules les cornes occipitale et sphénoïdale sont indemnes. Le foyer hémorrhagique est limité par une couche de tissu nerveux, ramolli, flottant sous l'eau, offrant une teinte rosée par places. — La pie-mère se détache facilement. Pas d'anévrysmes miliaires sur les circonvolutions. — Sur des coupes intéressant le foyer, nous avons découvert des *anévrysmes miliaires*, les uns intacts, un autre rompu et, de plus, de petites masses jaunâtres, ayant à peu près un demi-millimètre de diamètre, irrégulières ou ovoïdes, que l'on pourrait comparer à des anévrysmes miliaires à parois indurées (?). Enfin, dans le corps strié nous avons trouvé un petit vaisseau, épaissi, dur, jaunâtre, dans une longueur de 4 à 5 millimètres, sans trace de rupture.

Hémisphère gauche. La pie-mère s'enlève facilement. Pas d'anévrysmes sur les circonvolutions. Sur les coupes pratiquées sur le corps strié, on constate plusieurs points anévrysmatiques. (L'examen microscopique a été fait pour deux d'entre eux).

Cervelet, etc. Rien à la surface. Dans le corps rhomboïdal droit, on remarque un petit vaisseau dur, rougeâtre, dans une longueur de 3 à 4 millimètres. L'une des sections pratiquées sur la *protubérance* met à nu un bel anévrysme miliaire. — Le quatrième ventricule ne renfermait pas de sang (1).

Thorax. Quelques adhérences au sommet des poumons. L'artère pulmonaire droite contient des caillots fibrineux, d'un blanc rosé, se prolongeant jusque dans les divisions de second ordre. Le lobe inférieur du poumon droit est un peu congestionné; les autres sont sains.

Poumon gauche. Pas de caillots dans l'artère pulmonaire. — *Congestion très-marquée de tout le lobe inférieur.* Dans un point circonscrit (3 centimètres environ), il y a même de l'*hépatisation rouge* (épreuve de l'eau). — La muqueuse des bronches est injectée, violacée.

Le *péricarde* renferme un verre à Bordeaux de sérosité. — Taches laiteuses sur le trajet des artères coronaires. Coagulum noir et sang fluide dans les ventricules. Caillot jaunâtre dans l'oreillette droite. — Taches laiteuses sur la valvule mitrale. Pas d'altération des orifices ni des valvules. — Le ventricule gauche est un peu dilaté; ses parois mesurent 25 millimètres. Le cœur, sans le péricarde, pèse 500 grammes. Son tissu est coloré et résistant. — Dépôts athéromateux assez durs sur la crosse de l'aorte; plusieurs plaques athéromateuses et une petite, calcaire, sur la moitié supérieure de l'aorte thoracique descendante; rares taches athéromateuses sur l'aorte abdominale. Rien sur les iliaques primitives, externes, etc.

Abdomen. Estomac dilaté, normal.—*Rate* (160 gr.), ferme, rosée.

(1) Une coupe pratiquée sur la moelle cervicale, nous fait découvrir une petite tumeur de la grosseur d'un grain de millet, ressemblant assez bien à un anévrysme, mais à l'examen microscopique, nous n'avons pas réussi à découvrir la continuité du vaisseau.

Foie (1430 gr.) d'un rouge brun, assez résistant ; pas de calculs. — *Pancréas :* rien. — *Rein droit :* pas d'infarctus ; plusieurs kystes ; surface externe grenue, décolorée, jaunâtre. Substance corticale atrophiée, jaunâtre, d'aspect graisseux. Les pyramides sont pâles, à bords confus ; l'une d'elle est notablement atrophiée. — *Rein gauche :* même aspect extérieur, même état de la substance corticale. Les pyramides sont plus distinctes. Chaque rein pèse 140 grammes. — *Vessie :* aucune altération.

Nous n'insisterons pas sur les phénomènes lointains, délire, épistaxis, albuminurie, etc., qui ont précédé l'attaque. Celle-ci ne paraît avoir été annoncée par aucun prodrome immédiat. Elle a présenté des symptômes qui permettent de la rattacher à la deuxième forme de l'apoplexie : pâleur de la face, perte de connaissance, urines involontaires, chute, etc. La paralysie était complète à gauche et s'accompagnait, dès l'origine, d'une légère roideur du membre inférieur.

Favorisé par les circonstances, nous avons pu prendre la température à l'instant même où le malade venait de s'affaisser. Elle était à 37°,4, c'est-à-dire au chiffre normal, ainsi qu'en témoignent plusieurs explorations antérieures à l'apoplexie.

Après s'être en quelque sorte réveillé pendant quelques instants, le malade est tombé dans l'assoupissement, la face est devenue violacée, la respiration ronflante. Alors, c'est-à-dire une heure après l'ictus hémorrhagique, la température est descendue à 36° (fig. 2). Ce ne serait donc pas aussitôt après l'attaque, mais quelque temps plus tard, que surviendrait l'abaissement de la température.

Cette première période a été suivie d'une seconde période caractérisée par une ascension graduelle de la température qui, en sept heures, s'élève de 36°,2 à 39°. Mais,

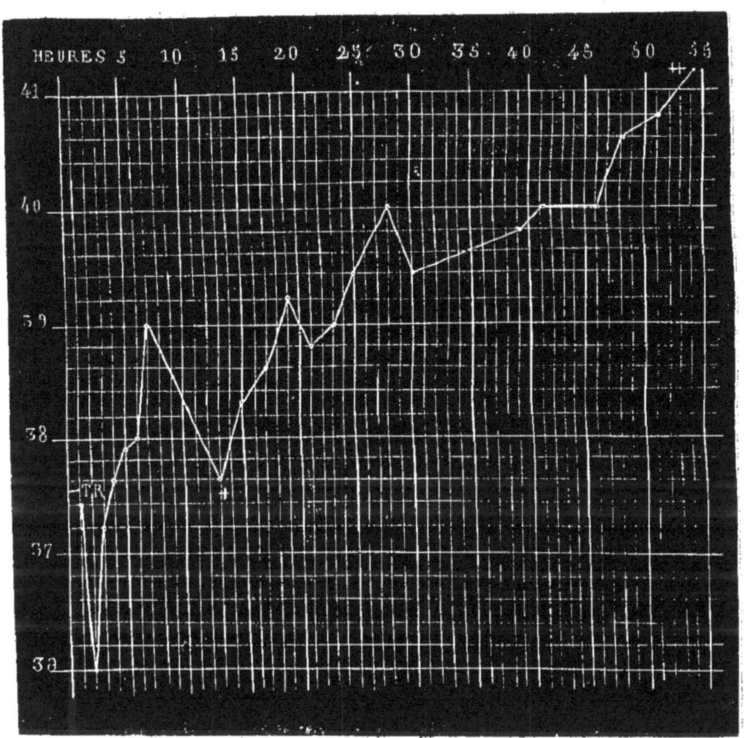

Fig. 2. — température aussitôt après l'attaque. + vomissements bilieux,
ⵀ température quatre heures avant la mort. — Nouveaux accidents cérébraux.
— Chaque ligne verticale répond à une heure.

sous l'influence sans doute de vomissements bilieux et
alimentaires abondants, répondant à de nouveaux accidents cérébraux, et en particulier à l'infiltration du sang
sous la pie-mère, la température tombe momentané-

ment à 37°,6. Enfin deux heures plus tard, c'est-à-dire quinze heures après l'attaque, la température reprend sa marche ascendante et arrive à 41°,2, cinquante-quatre heures après l'invasion de l'apoplexie, quatre heures avant la mort (1).

L'abaissement initial que nous avons relevé dans les deux observations qui précèdent, se retrouve encore, et à un degré remarquable, dans la suivante que nous rapportons parce qu'elle nous servira plus tard sous différents rapports.

OBSERVATION III.

HÉMORRHAGIE CÉRÉBRALE A FOYERS MULTIPLES; ABAISSEMENT
CONSIDÉRABLE DE LA TEMPÉRATURE.

Attaque apoplectique en 1869; *guérison. — Nouvelle attaque en* 1871. *— Abaissement considérable de la température. — Mort rapide. — Foyers hémorrhagiques récents, multiples : corps strié droit, noyau tæniforme gauche, pédoncules cérébraux et cérébelleux moyens, protubérance. — Foyer ocreux ancien. — Absence de lésions vaso-motrices viscérales.* (Obs. pers.)

Meri....., Louis Joseph, 56 ans, jardinier à la Salpêtrière, est entré le 17 avril 1871 à l'hôpital de la Pitié, salle Athanase, n° 18 (service de M. Marrotte). — Cet homme, habitué à faire de fréquents *excès de boisson*, a eu, en 1869, une *première attaque apoplectique*, dont il a été soigné à l'hôpital Cochin. Il est sorti guéri et a pu reprendre son travail.

(1) Chez ce malade nous retrouvons encore : 1° la contracture dans les membres du côté paralysé, contracture qui persiste pendant quelques heures et s'efface lentement; 2° des phénomènes convulsifs, contractions fibrillaires, secousses tétaniformes. A l'autopsie on voit les ventricules latéraux et moyen gorgés de sang.

Il a eu ce matin une nouvelle *attaque apoplectique* pour laquelle on l'amène à l'hôpital de la Pitié ; à peine est-il placé dans le lit qu'il succombe : la *température rectale* prise aussitôt était à 35°, 8. Deux heures plus tard, le cadavre étant encore dans le lit, la température rectale était à 34°, 8.

AUTOPSIE *le 18 avril. Tête.* Le *péricrâne* et les *os* n'offrent rien de spécial. — Les *artères* de la base présentent de rares taches athéromateuses, peu épaisses. — L'*encéphale* pèse 1420 gr. — Les hémisphères sont le siége d'une fluctuation évidente. — On trouve du sang épanché au niveau du chiasma des nerfs optiques, de la face antéro- inférieure de la protubérance et des pédoncules cérébraux et cérébelleux. Les caillots sont nombreux surtout le long de la moitié gauche de la protubérance et du bulbe. L'examen extérieur du cerveau fait aussi constater que *l'espace interpédonculaire* est énormément distendu et si aminci qu'il laisse voir la coloration noire du sang. — La coupe pratiquée sur les pédoncules cérébraux pour séparer le cervelet du cerveau découvre deux foyers, l'un, plus considérable, intéressant le pédoncule cérébral droit ; l'autre, plus petit, siégeant dans le pédoncule cérébral gauche.

Hémisphère cérébral droit. Le ventricule latéral est rempli par un caillot noir pesant 85 grammes et par du sang fluide. Le *corps strié* est en partie détruit et presque tout à fait séparé du lobule de l'insula ; la coupe de cette espèce de dissection pathologique est assez nette, d'une couleur noirâtre, tachetée de points noirs. Les parois du ventricule sont anfractueuses, rougeâtres. Sous l'action d'un filet d'eau, on voit flotter de nombreux lambeaux de substance cérébrale.

Hémisphère cérébral gauche. Le ventricule latéral renferme aussi du sang fluide et un caillot, mais moins gros que celui du côté droit. Les parois des cornes occipitale et sphénoïdale sont déchiquetées. La moitié antérieure du ventricule, ainsi que la portion visibledu corps opto-strié correspondant, sont saines. A deux millimètres au-dessus du noyau extra-ventriculaire du corps strié, on découvre un *foyer hémorrhagique* d'un centimètre et demi de longueur, d'un centimètre de largeur et de deux millimètres de hauteur (il répond à l'avant-mur). Une petite bande de substance cérébrale normale sépare ce foyer du bord supérieur du noyau précité. — Dans la partie postérieure du noyau extra-ventriculaire du corps strié, on trouve un *foyer ancien*, ayant la couleur de la terre de Sienne, mesurant à peine un centimètre.

Le *quatrième ventricule* est distendu par un caillot noir. Une coupe transversale, faite sur la partie moyenne de la *protubérance*, fait voir deux foyers dont les bords sont irréguliers, et plusieurs autres points hémorrhagiques. L'un des deux foyers principaux est situé au centre de la protubérance, mais déborde davantage à droite; l'autre est transversal et séparé du quatrième ventricule par une mince couche de substance nerveuse. Ces deux foyers ne communiquent pas avec ceux des pédoncules cérébraux. Ils occupent en hauteur les deux tiers inférieurs de la protubérance. — Enfin, on constate encore des *foyers hémorrhagiques* dans les *pédoncules cérébelleux moyens*; celui du côté droit est plus grand que l'autre.

Thorax. — Adhérences pleurales au sommet du *poumon gauche*; petit foyer de pneumonie chronique dans le lobe supérieur correspondant. — Pneumonie chronique au sommet du *poumon droit*; un peu d'*œdème* et de *congestion* à la base du même poumon. — Nulle trace d'apoplexie pulmonaire. — *Cœur*, sans le péricarde, 510 gr. Les parois du ventricule gauche ont 3 centimètres d'épaisseur (*Hypertrophie concentrique*). Les valvules sont un peu opaques et partant épaissies. Pas de taches vineuses ou ecchymotiques soit sur le péricarde, soit sur l'endocarde.

Abdomen. — Nombreuses *taches ecchymotiques* d'un rouge noirâtre (probablement anciennes), formant une plaque de 2 ou 3 centimètres de côté, sur la muqueuse de l'*estomac*. — *Foie*, 1,690 gr., pas de calculs, sain. — *Rate*, normale. — *Rein gauche*, 150 gr., atrophie de la substance corticale, surface grenue. — *Rein droit*, 140 gr., mêmes lésions. Il n'y a, du reste, ni kystes, ni infarctus. — La muqueuse de la *vessie* est parsemée d'un grand nombre de petites *plaques ecchymotiques*.

En raison de l'abaissement de la température observé encore quatre heures après le début de l'attaque apoplectique, nous avons pensé qu'il s'agissait là d'une série d'hémorrhagies; car, d'ordinaire, au bout de ce temps, dans les cas d'hémorrhagie cérébrale à foyer unique qui doivent se terminer promptement par la mort, l'abaissement de la température est remplacé par une élévation.

L'autopsie nous a fait voir, en effet, que cette prévision était exacte. Les foyers hémorrhagiques, récents, étaient très-nombreux. Ils occupaient le corps strié droit, l'avant-mur ou noyau tæniforme gauche, les pédoncules cérébraux, la protubérance et les pédoncules cérébelleux moyens. On conçoit sans peine que la production successive de ces foyers multiples en un temps aussi court — quatre heures — ait maintenu la température bien au-dessous du chiffre physiologique : $35°, 8$ (1).

Cet abaissement de la température dès l'origine de l'attaque ou après un temps assez court, a été noté dans

(1) Le peu d'étendue du *foyer ancien*, son siége loin des parois ventriculaires, rendent compte du prompt et parfait rétablissement du malade après sa première attaque. — Relevons encore une particularité de ce cas : bien qu'il y eut des foyers hémorrhagiques dans les pédoncules cérébelleux moyens, nous n'avons trouvé ni apoplexie, ni emphysème des poumons. Il y avait simplement un peu d'œdème et de congestion à la base du poumon droit c'est-à-dire du côté du cerveau et de l'isthme qui avait été le plus fortement lésé. Chez les animaux, l'apoplexie, l'emphysème pulmonaires, etc., se produisent avec une rapidité merveilleuse à la suite d'une lésion des pédoncules cérébelleux et en particulier d'un point des pédoncules cérébelleux moyens (Brown-Séquard). Faudrait-il, au contraire, chez l'homme un certain temps pour que ces lésions se manifestassent? C'est ce que nous ignorons.

un certain nombre d'observations qu'il ne nous est pas possible de rapporter *in extenso*, mais dont le tableau suivant donnera, nous l'espérons, une idée suffisante.

Noms des malades.	Température.	Temps après l'attaque.	Noms des observateurs.
Marquis (obs. I.)	36°,4	Une heure.	Bournéville.
	35°,8	Deux —	
	37°,4	Trois —	
Denaut (obs. II.)	36°	Au moment de l'attaque.	Id.
	36°,6	Une heure.	
Lemoine (obs. VII	37°	Une heure et demie.	Id.
Hubert (obs. VI.)	37°,6	Vingt minutes	Id.
Huteau.	36°	Une heure.	Id.
Thomas (obs. IV.)	36°,6		Lépine.
Berlat.	37°,2	Moins d'une demi-heure.	Id.
Buyck	36° à peine	Idem.	Id.
Baudois	36°	Une heure et demie.	Id.
Garnier	36°,4	Une demi-heure.	Id.
Moglet	36°,4	Idem.	Hallopeau.
Mathé	35°,6	Une heure.	Joffroy.
Dubois	35°,6	Une heure et demie.	Michaud.
Colinet	36°	Idem.	Id.
Potron	37°	Deux heures.	Lépine.
Prévost	36°,8	Idem.	Id.
Lepont	36°,9	Quatre heures.	Joffroy.
Pernot	35°,4	Sept heures.	Michaud.
Lucat.	36°.4	Une demi-heure.	Id.
	35°,4	Une heure et demie.	
Kamp...	36°,6	Un quart d'heure.	Id.
Boté...	36°,8	Deux heures.	Id.
Meri... (obs. III.)	35°,8	Attaque.	Bournéville.
Moug... (obs. VII)	36°,4	2ᵉ attaque.	Id.

Un premier fait général ressort dès maintenant de nos observations : c'est que la température s'abaisse d'ordinaire peu de temps après l'attaque, au point de descendre jusqu'à 35°,4. Toutefois, deux de nos observations (I et II) paraîtraient annoncer que la température, restée normale ou à peu près normale *dès le début* de l'attaque, s'abaisserait dans les instants qui la suivent.

Il est bon aussi de faire remarquer que l'intensité même des symptômes apoplectiques ne joue peut-être pas le principal rôle dans la production de cet abaissement de la température. En effet, si chez la malade de l'observation I, l'attaque a été aussi brusque et aussi intense que possible, en revanche chez celui de l'observation II elle a été comparativement lente et modérée.

Quant aux circonstances qui semblent influencer d'une façon plus particulière cet abaissement de la chaleur centrale, nous croyons pouvoir citer la continuité de l'hémorrhagie, la production de nouveaux foyers, accidents que dénotent encore l'apparition de la contracture et des mouvements convulsifs. Il y a là tout au moins une coïncidence qui mérite d'être signalée.

II. — Période stationnaire.

Mais, ainsi que nous l'avons déjà dit, là ne se bornent pas les notions fournies par l'exploration thermométrique. Après l'abaissement initial, tantôt on voit la température revenir au chiffre normal, y demeurer pendant quelques jours, puis suivre une marche ascendante ; tantôt, au contraire, cette période d'arrêt fait défaut et après l'abaissement initial on observe simplement une élévation rapide de la température.

Examinons tout d'abord les faits qui démontrent la

réalité de cette période stationnaire. M. R. Lépine (*loc. cit.*, p. 54) a publié l'observation, recueillie avec le plus grand soin, d'une malade nommée Buyck, chez laquelle

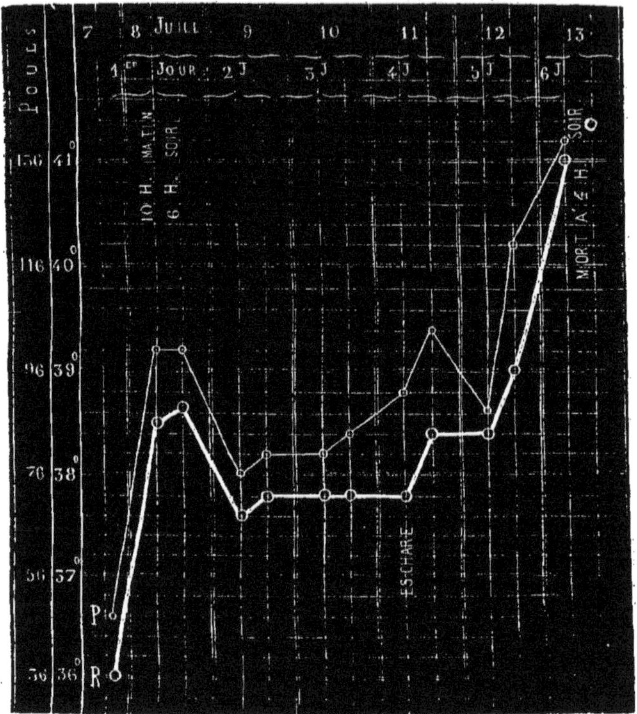

(Fig. 3. — P. pouls. R. répond à la T. R., température rectale.

cette période stationnaire est de toute évidence. Cette femme, âgée de 78 ans, fut prise le 7 juillet 1867, à dix heures du soir d'une attaque apoplectique. A peine une demi-heure plus tard, la température n'atteignait pas 36°. Le lendemain 8 juillet (fig. 3) la température est à 38°,5 le matin, à 38°,6 le soir ; elle a par conséquent subi une élévation de près de trois degrés depuis l'attaque. A cet instant, au lieu de continuer à monter, elle descend à 37°,6, s'accroît de deux dixièmes et demeure à ce chiffre, 37°,8 — pendant deux jours. Le cinquième jour de la maladie, la température augmente, revient à 38°,4 et le sixième jour elle s'élève rapidement à 41°. En résumé, la période stationnaire a duré *trois jours*. (1).

Dans le cas que nous allons rapporter maintenant cette période stationnaire, cette période d'état, si l'on veut, est également indubitable.

OBSERVATION IV.

HÉMORRHAGIE CÉRÉBELLEUSE.

Attaque apoplectique. — Paralysie incomplète de la face à droite. — Différences de température entre les membres. — Abaissement initial de la température centrale ; période stationnaire durant trois jours ; élévation terminale. — Ecchymose sur la fesse droite. — Mort au bout de quatre jours et demi. — Hémorrhagie occupant le corps rhomboïdal gauche ; propagation du sang dans le quatrième ventricule, le ventricule moyen et le ventricule latéral gauche. — Anévrysmes miliaires. (Observation communiquée par M. CHARCOT.) (2).

(1) A l'autopsie on a trouvé : 1° une hémorrhagie sous-méningée circonscrite au niveau de la scissure de Sylvius et du lobe sphénoïdal gauche ; 2° une destruction partielle des circonvolutions de ce lobe ; 3° des anévrysmes des méninges ; 4° une très-petite hémorrhagie intra-arachnoïdienne à gauche ; 5° une fracture du rocher droit ; 6° un épanchement sanguin très-minime entre la dure-mère et l'os.

(2) Nous avons rédigé cette observation d'après les notes recueillies par M. R. Lépine.

Thomas, Marie Th., 76 ans, couturière, admise à la Salpêtrière le 17 juillet 1866, est entrée le 22 mai 1867 au n° 12 de la salle Luc (service de M. CHARCOT).

22 *mai*. Aujourd'hui, à midi, elle a été prise, après son déjeuner, d'une attaque d'apoplexie avec perte de connaissance, vomissements, etc. Une heure plus tard on note : perte de connaissance ; pupilles égales, yeux clos ; différence très-remarquable entre les deux côtés de la face. Il n'y a pas de contracture ; le membre gauche retombe plus lourdement que le droit. Pouls 76 ; T. R. 36°, 6 ; T. Ax. dr. 34°,8 ; T. Ax. g. 34°,7. (Voy. Fig. 4.)

Soir. — Le côté droit de la face semble paralysé ; la commissure labiale est abaissée, le pli naso-labial moins accusé. Les paupières sont pendantes, les pupilles très-étroites. La tête est dans la rectitude, le cou paraît un peu contracturé. Le *membre supérieur gauche* est plus froid que l'autre. Les membres inférieurs sont médiocrement chauds (boule d'eau chaude aux pieds). Le pied droit est violacé. Les mouvements réflexes sont à peu près semblables des deux côtés. Le pincement n'est perçu que s'il est énergique. Les membres soulevés retombent inertes. — La malade a froid. — Coma sans stertor ; respiration calme. Pouls petit ; T. R. 37°, 5 ; T. Ax. d. 36°, 8 ; T. Ax. g. 36°, 6.

23 *mai*. — Coma, résolution générale. Paralysie faciale droite : paupières closes, pupilles contractées. Le membre supérieur droit et le pied du même côté sont plus chauds que les parties correspondantes du côté opposé. Mouvements réflexes dans les membres supérieurs. Le chatouillement de la plante du pied droit détermine des mouvements réflexes très-nets à droite et n'en produit pas à gauche. Si l'on pince la peau des jambes, le membre correspondant se fléchit, et des deux côtés l'excitation est perçue ; la malade fait une grimace, surtout quand on pince la région sternale, P. 64 ; T. R. 38° ; T. Ax. dr. 37°, 5 ; g. 37°, 5.

Soir. Même situation. Les mouvements réflexes sont peut-être moindres que ce matin. T. R. 37°, 5 ; T. Ax 37°, 3 des deux côtés.

24 *mai*. — Coma profond avec grognement et respiration un peu bruyante. Face rouge, violacée, un peu chaude. Pupilles con-

tractées, yeux immobiles, paupières fermées. Abaissement de la commissure labiale droite; pas de torsion de la tête. Bâillements répétés.

Langue sèche, déglutition un peu moins gênée qu'hier : le liquide ne revient plus par la bouche ; quatre selles involontaires, sans purgatif. Rien aux fesses.

Les *membres supérieurs* retombent inertes quand on les soulève ; les mains sont chaudes, la droite plus que l'autre. La paume des mains est violacée, et cette coloration est plus manifeste à droite. La couleur est peut-être plus foncée à droite sur la face dorsale de la main. Pince-t-on le bras *droit*, on ne voit plus survenir de mouvements réflexes, mais quelques mouvements, provoqués par la douleur, s'effectuent à gauche. La même excitation n'occasionne aucun mouvement à *gauche*.

Le *membre inférieur droit* retombe inerte et plus lourdement que le gauche. Le dos du pied droit est plus violacé que celui du pied gauche ; le genou droit plus chaud que l'autre. Le chatouillement de la plante du pied droit donne de petits mouvements réflexes ; par le pincement, il semble qu'il y ait un soulèvement volontaire. Parfois on observe à droite des mouvements comme automatiques, rhythmiques, consistant en une flexion et une extension alternatives du pied sur la jambe. A gauche, le pincement fait apparaître des mouvements volontaires.

P. 80, faible, petit ; R. 30, large et profonde ; T. R. 38° ; T. Ax. dr. et g. 37°,5.

Soir. — Même état comateux. Chaleur générale, mais plus accusée au membre inférieur droit. Quand on pince ce membre, la malade le retire sans le soulever, tandis que, sous la même influence, elle soulève le membre inférieur gauche. Flaccidité des membres. P. 92 ; T. R. 38° ; T. Ax. dr. 37°, 5 ; g. 37°, 8 ; T. main droite et gauche, 37°, 5.

25 mai. — Coma profond, ronflement stertoreux, bouche entr'ouverte ; pupilles contractées. Les joues et le menton ont une coloration légèrement vineuse ; le reste de la face est jaune. Quelques points ecchymotiques sur le front. — Tout le corps est chaud, et il ne semble pas qu'il y ait de **différence**, à cet égard, entre les deux moitiés du corps.

Les *membres inférieurs* sont dans une résolution complète. — Lorsqu'on soulève le membre inférieur *droit* et qu'on l'abandonne à lui-même, il retombe comme une masse inerte. La chute est moins brusque à *gauche*, où le membre conserve la position demi-fléchie qu'on lui a donnée. Pas de signes de douleur ; cependant, si on pince le côté droit, la malade remue la jambe gauche où il y a encore quelques mouvements volontaires. Les mouvements réflexes existent encore des deux côtés.

Les *fesses* sont également rouges ; point violet sur la droite. Les battements du cœur sont faibles ; bruits lointains, normaux. —P. 84 ; R. tranquille, 28 ; T. R. 37°, 6 ; T. Ax. dr. 37°, 2 ; g. 37°, 3 ; T. main droite 37° ; main gauche 36°, 8. — Lav. purgatif.

Soir. — La malade n'a pas été aussi rouge qu'hier. Elle avale avec peine sa tisane. Le côté droit est plus chaud. Mouvements réflexes persistants dans le membre inférieur droit, à peu près nuls dans le gauche ; en revanche les mouvements volontaires y sont des plus évidents. P. 88 ; R. 28, par moments assez bruyante ; T. R. 37°, 8 ; T. Ax. droite 37°, 5 ; gauche 37°, 4.

26 *mai*. — Face pourpre. Carus. Respiration stertoreuse, battements énergiques des carotides. Ce matin, la malade a rendu par la bouche, qui est entr'ouverte, une espèce de matière purulente. Elle avale encore un peu. Paupières closes, pupilles contractées. Partout la peau est chaude, colorée d'un rouge violacé et couverte de sueur, surtout à droite (côté paralysé).

Résolution des membres, moins absolue toutefois au membre inférieur gauche. Le pincement détermine des mouvements d'extension et de flexion dans les membres inférieurs. Le chatouillement fait soulever le membre gauche ; à droite il faut, pour en produire quelques-uns, recourir au pincement. On a beau pincer les membres supérieurs on n'obtient ni signe de douleur, ni mouvements réflexes.

Sur la *fesse droite*, petite *ecchymose* violacée, recouverte d'un décollement épidermique ; le point violet, constaté hier était le début de cette ecchymose. — R. 38, régulière ; de temps en temps, ronflement nasal ; T. R. 39°, 3 ; T. Ax. droite et gauche 38°, 7.

Soir. — A une heure de l'après-midi, l'état était le même qu'à 10 heures du matin, la respiration à 28 ; mais, à 3 heures, la face est devenue plus rouge, la respiration a augmenté de fréquence, le râle laryngo-trachéal s'est montré. A cinq heures, la respiration est à 40, le pouls, irrégulier, à 96 ; les pincements les plus énergiques ne produisent plus aucun phénomène bien net à gauche, mais à droite, ils donnent lieu à des mouvements réflexes. T. R. 40° ; T. Ax. droite et gauche 39°, 6 ; même chose aux mains. — A l'exposition à l'air, le membre inférieur droit ne se refroidit pas plus vite que l'autre ; il est même certain, au bout de quelque temps, que le *mollet droit* s'est moins refroidi que le gauche ; même différence pour les avant-bras.

6 *heures.* — Pouls irrégulier, 120 ; R. 44 ; T. R. 40°, 6. La malade succombe quelques minutes plus tard.

Autopsie *le 28 mai.* Rougeur très-vive du *péricrâne;* au niveau du vertex, *ecchymose* de la dimension d'une pièce de deux francs. — Les *artères* de la base sont assez notablement athéromateuses, mais l'athérome ne s'étend sur aucune branche de troisième ordre. — A la surface de la *pie-mère,* deux plaques rouges, ecchymotiques, de la largeur d'une pièce de cinq francs.

Le *cervelet* paraît sain extérieurement. Le *quatrième ventricule* est rempli par du sang liquide, ayant envahi l'aqueduc de Sylvius, le *ventricule moyen* et un peu aussi le *ventricule latéral gauche.* La surface des deux ventricules latéraux présente un pointillé hémorrhagique très-étendu. A la coupe, on constate dans le *lobe gauche du cervelet un foyer hémorrhagique* irrégulier, siégeant dans le *corps rhomboïdal* qu'il déborde en dedans, car il touche à l'amygdale. Ce foyer rempli par un caillot du volume d'un pois environ, paraît avoir refoulé légèrement l'amygdale de manière à comprimer indirectement le côté gauche du bulbe et de la protubérance. Dans le foyer on découvre de nombreux points d'*apoplexie capillaire* et, au microscope, un bel anévrysme. La substance blanche périphérique a une coloration jaune. Le lobe opposé du cervelet est sain, ainsi que la protubérance ; ni l'un ni l'autre n'offrent d'anévrysme. Quelques vaisseaux sont un peu graisseux et, en général, leur gaine contient une grande quantité de noyaux.

Cœur. — Volume ordinaire, 350 gr. ; orifices sains. *Aorte* athéromateuse. — *Poumons* un peu congestionnés ; peut-être quelques points très-petits se précipitent-ils au fond de l'eau. — *Foie*, un peu hypérémié. — *Rate*, volume et consistance ordinaires. — *Reins* (200 gr.), sains. — Plusieurs petites ecchymoses de la muqueuse de l'*estomac*, au niveau de la grande courbure.

Ici encore, une heure après l'ictus hémorrhagique, nous voyons la température centrale descendre notablement, à 36°, 6 ; puis, cinq heures plus tard, remonter à 37°, 5, et osciller entre ce chiffre et 38° pendant trois

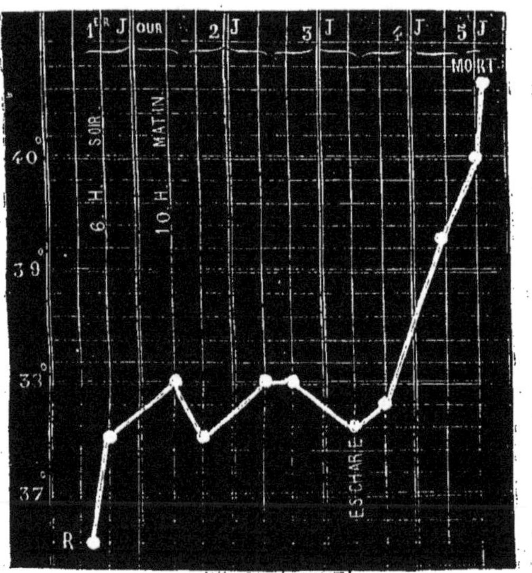

FIG. 4. — R. répond à T. H. température rectale.

jours et demi ; enfin, s'élever dans les deux derniers jours jusqu'à 40°, 6 (fig. 4).

Chez une malade du nom de Pernot, âgée de 59 ans, la température prise sept heures après l'attaque était à 35°, 4 (*abaissement initial*); le soir et le lendemain

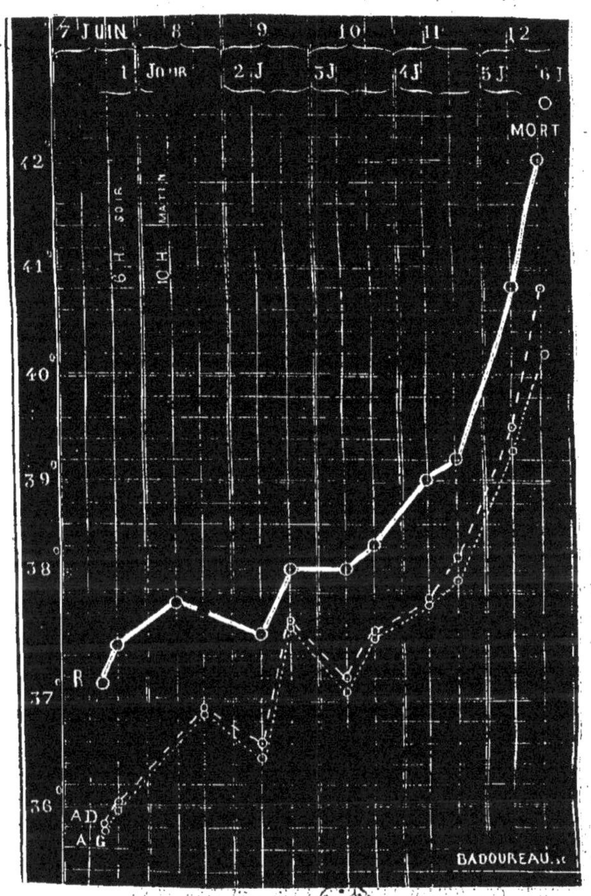

FIG. 5. — R. température rectale. A. D. température axillaire droite. A. G. température axillaire gauche.

à 38°, 8 et 38°, 6; le troisième, le quatrième et le cinquième jour, elle oscilla entre 38°, et 38°, 6 (*période sta-*

tionnaire) ; enfin , dans les deux derniers jours elle monta à **41°,6** (*période ascendante*).

Dans son travail, M. R. Lépine a consigné l'observation d'une malade (Bertal) chez laquelle la période stationnaire dura trois jours environ : la température varia entre **37°,4 et 38°, 4** (fig. 5).

L'observation suivante démontre aussi la réalité de la période thermométrique stationnaire ; nous n'hésitons pas à la donner *in extenso,* parce qu'elle renferme en outre diverses particularités que nous aurons l'occasion de mettre à profit.

OBSERVATION V

HÉMORRHAGIE CÉRÉBRALE

Attaque apoplectique incomplète. — Conservation de l'intelligence — Hémiplégie gauche. — Déviation de la face et des yeux à droite. — Contracture du muscle sterno-mastoïdien droit, et du coude gauche. — Marche de la température. — Eschare de la fesse gauche. — Mort. — Hémorrhagie du corps strié droit. — Cicatrice de ramollissement. — Ecchymoses pleurales, stomacales ; petits noyaux d'hépatisation. (1)

Guil... Joséphine G., âgée de 66 ans, admise à la Salpêtrière le 5 avril 1850, est entrée à l'infirmerie le 2 juin 1869 (salle Ste-Rosalie, numéro 19, service de M. CHARCOT). Cette femme chez laquelle on ne remarquait d'habitude rien autre chose qu'un peu d'affaiblissement intellectuel, a été prise ce matin à 7 heures d'une *attaque apoplectique* incomplète, à marche progressive. Trois heures plus tard on note les symptômes suivants : tête tournée à droite,

(1) Nous avons rédigé cette observation d'après les notes recueillies par M. Joffroy.

globes oculaires fortement déviés du même côté et atteints de *nystagmus* ; paralysie faciale gauche marquée ; hémiplégie gauche, avec régidité prononcée du bras correspondant qui est plus chaud que le droit. Les genoux ne présentent pas de différence de température. La malade est somnolente ; elle répond toutefois aux questions qu'on lui adresse et remue la jambe droite lorsqu'on le lui commande. On arrive même à obtenir d'elle quelques renseignements : elle serait sujette à des maux de tête, aurait des étourdissements sans perte de connaissance ; enfin, elle dit avoir ressenti autrefois de la faiblesse dans le bras gauche. Le pouls, très-petit, est à 64, la température rectale à 37°.

Soir. La rotation de la tête et la déviation des yeux sont très-accentuées. Le nystagmus est plus prononcé que ce matin ; les pupilles sont égales, et moyennement dilatées. Les réponses de la malade sont toujours assez nettes. — Le membre supérieur gauche, paralysé est plus chaud que l'autre et offre encore de la rigidité au coude, mais les poignets et les doigts sont flasques. La paralysie est moins accusée au membre inférieur gauche qu'à la main ; il paraît avoir la même température que le droit. P. 68 ; TR. 37°, 5.

3 juin. G... est tranquille et répond d'une voix affaiblie aux demandes qu'on lui fait. La rotation de la tête et la déviation de la face sont encore très-marquées. Paralysie faciale ; gêne de la déglutition. Le nystagmus, la rigidité du coude ont disparu. La respiration est calme ; les bruits du cœur sont naturels. Il y a une *légère rougeur* de la fesse gauche. P. 76 ; T. R. 37°, 9. — *Soir.* P. 76 ; T. R. 37°, 6.

4 juin. La malade parvient à lever la main gauche (côté paralysé) jusqu'à la hauteur de sa tête, mais avec une certaine difficulté. On note un peu de rigidité du coude gauche. P. 80 ; R. 20 ; T. R. 38°, 6. — *Soir.* La rougeur de la fesse a augmenté. P. 84 ; T. R. 38°, 8.

5 juin, Soir. Même état si ce n'est que l'affaiblissement progresse et que la *rougeur de la fesse* devient plus foncée, ecchymotique. P. 84 ; T. R. 37°, 4.

6 juin. Même attitude de la tête, déviation oculaire. Saillie très-

forte du muscle sterno-mostoïdien droit. Pas d'autre changement.
P. 80; T. R. 37°, 4. — *Soir.* P. 84; T. R. 37°, 8.

7 *juin.* G… est toujours éveillée; elle élève le bras gauche, avec
quelque peine. Elle boit avec une extrême lenteur mais sans toux
ni rejet du liquide. Elle s'affaiblit de plus en plus car elle ne prend
qu'un peu de vin et de bouillon. La rougeur de la fesse gauche s'est
complétement transformée en *ecchymose*; l'épiderme s'est détaché
en un point laissant à nu une *plaque violacée* du derme. P. 84 ;
régulier; T. R. 37°, 4. — *Soir.* La saillie du muscle sterno-mastoïdien est moins accusée que ce matin. Peau chaude P. 120 ;
T. R. 38°, 2.

8 *juin.* P. précipité, faible, irrégulier, à 124 ; R. 48 ; T. R. 39°,
6. Coma profond. Peau moite. La déviation de la face, la contracture du sterno-mastoïdien ont diminué. L'*eschare* a doublé de
largeur : plaque violacée très-large, à contours inégaux, déchi-
quetés çà et là ; *bulles* remplies d'une sérosité sanguinolente ; — à
droite, il s'est formé, pendant la nuit, une plaque ecchymotique, mais
beaucoup moins grande et moins foncée que celle du côté opposé.
— *Soir.* P. 136 ; T. R. 40°; Râle laryngo-trachéal; projection du
larynx en avant. Les globes oculaires sont dirigés en haut. — La
malade meurt dans la nuit.

AUTOPSIE le 10 juin. *Tête.* Pas d'ecchymose du cuir chevelu.
Coloration ardoisée de la face interne crânienne, la même sur les
deux moitiés. Néo-membranes de la *dure-mère.* Les méninges sont
infiltrées de sérosité. Les circonvolutions paraissent plus tassées et
les veines plus distendues à droite qu'à gauche. Infiltration sanguine
de la pie-mère de la face inférieure des lobes occipitaux et de la
pie-mère cérébelleuse correspondante. Les artères sont athéromateuses surtout le tronc basilaire et l'artère sylvienne droite.

Hémisphère droit. La sérosité ventriculaire a une coloration sanguinolente. On découvre, en avant de la couche optique, au niveau
de la tête du corps strié, une fente longitudinale longue de cinq
centimètres environ à travers laquelle on voit faire hernie, vers la
cavité ventriculaire, un caillot noir, gelée de groseille. . . . .

Hémisphère gauche. Sur le trajet de l'artère cérébrale postérieure, on voit une surface allongée, jaune, cicatrice probable d'un ancien ramolissement superficiel. Les circonvolutions présentent quelques *anévrysmes miliaires*. On en découvre également un autre en dehors du corps rhomboïdal droit.

Thorax. Les lobes supérieur et moyen du *poumon droit* sont emphysémateux ; le lobe inférieur présente sur son bord postérieur un état d'atélectasie qui disparaît sous l'influence de l'insufflation et sur son bord supérieur un noyau induré, persistant, ayant le volume d'un œuf de pigeon (Pneumonie marginale ?) — Le lobe supérieur du *poumon gauche* est emphysémateux. Le bord postérieur du lobe inférieur offre une large plaque violacée, très-foncée, couverte d'un dépôt caséeux. Cette tache ne disparaît pas par l'insufflation. Le tissu pulmonaire correspondant à cette plaque et à quelques autres plus petites situées dans son voisinage, est rouge, congestionné et même hépatisé dans quelques points (Pneumonie lobulaire). — *Cœur.* (250 gr.) *Taches ecchymotiques* sur l'endocarde du ventricule gauche (muscle et colonnes) intéressant légèrement le tissu musculaire sous-jacent. L'une de ces taches siége sur la valvule mitrale. Caillot noir remplissant le cœur droit. Pas de lésions valvulaires. — Plaques athéromateuses de la crosse de l'aorte.

Abdomen. L'*estomac* présente des points hémorrhagiques formant par leur réunion des plaques ecchymotiques, d'un à deux centimètres de diamètre. — *Rate*, petite, sénile. — *Foie*, peu volumineux, un peu ecchymosé, violet à sa surface. — *Rein* droit, 95 gr. *Rein* gauche, 100 gr.; rien de particulier si ce n'est une bande hypérémiée à la base des pyramides.

La malade, dont nous venons de rapporter l'histoire, nous offre un spécimen de l'une des formes symptomatiques de l'attaque apoplectique : la connaissance ne paraît pas avoir été abolie, même momentanément ; l'intelligence a été en grande partie respectée ; la paralysie était incomplète. Parmi les symptômes les plus importants observés à la suite de l'attaque, nous mentionnerons la contracture du sterno-mastoïdien droit, la rigidité du coude, la déviation de la face vers la droite, la rotation des yeux, la formation d'une eschare au centre de la fesse du côté paralysé. Quant à la température, après s'être élevée peu à peu — en trois jours — 38°, 8, elle est descendue à 37°, 4, a oscillé entre ce chiffre et 37°, 8, pendant près de trois jours (*période stationnaire*), et enfin est montée à 40°, dans les dernières vingt-quatre heures

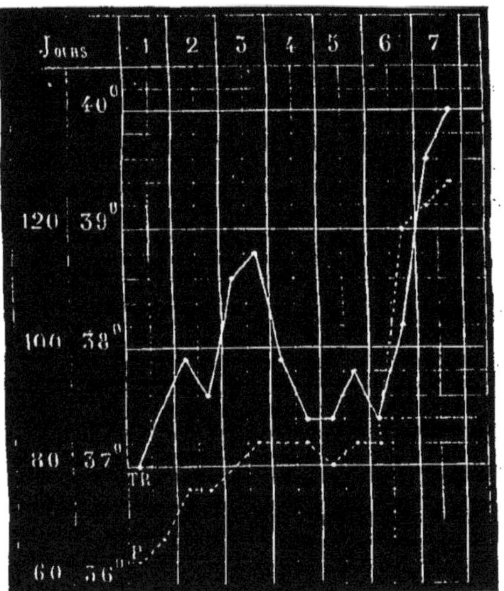

Fig. 6. — T. R. température rectale. P. pouls.

(*période terminale*). En même temps que l'on enregistrait cet accroissement de la température centrale, la peau devenait de plus en plus chaude; la malade fut prise de somnolence, bientôt transformée en véritable coma; la contraction du cou, la rigidité du coude, la déviation de la face s'atténuaient et enfin disparaissaient.

Les tracés 3 et 4, celui de l'observation v (fig. 6), présentent un caractère commun : après l'abaissement de la température, nous remarquons une élévation temporaire, sorte de phase intermédiaire entre la période initiale et la période stationnaire proprement dite.

III. — PÉRIODE ASCENDANTE.

Après la période stationnaire que nous venons de décrire, nous avons vu dans les cas graves et qui doivent se terminer par la mort, la température centrale s'élever promptement. Les tracés 3, 4 et 5, que l'on pourrait considérer comme des types, sont très-instructifs à cet égard. Cette élévation de la température n'a pas échappé à tous les observateurs. D'après Trousseau, il existerait « dans les hémorrhagies cérébrales un peu considérables, un mouvement fébrile sur lequel les auteurs classiques insistent trop peu, et qui, commençant ordinairement vingt à vingt-quatre heures après le début des accidents, est à son summum les deuxième et troisième jours; le pouls est dur et prend de la fréquence; la peau est chaude et couverte de sueur; le visage est rouge, la respiration difficile (1). »

Le fait général, mentionné dans ce passage, est exact, et nous en trouvons la confirmation dans l'immense majorité des observations que nous avons analysées.

(1) *Clinique médicale*, t. II, p. 12, 2ᵉ édition.

BOURNEVILLE.   4

Les cas dans lesquels les trois périodes se rencontrent, concernent des malades qui ont vécu plusieurs jours après l'attaque. Mais, quand la mort doit survenir en quelques heures, un jour ou deux au plus, il arrive d'ordinaire que la *période stationnaire* manque : sitôt après *l'abaissement initial*, la température s'élève progressivement sans le moindre arrêt. C'est, en effet, ce qu'on a vu d'une façon indubitable chez la malade de l'observation I (fig. 1); c'est aussi ce qu'on a noté dans le fait suivant.

OBSERVATION VI.

HÉMORRHAGIE, CÉRÉBRALE. GOUTTE.

Hémiplégie ancienne à droite (1863). — Attaque apoplectique en 1868 : ses symptômes; marche rapidement ascendante de la température. Mort en 21 heures. — Autopsie : Hémorrhagie cérébrale occupant le centre ovale droit et ayant perforé le ventricule. — Foyer considérable. — Anévrysmes miliaires. — Dégénération secondaire. — Goutte : dépôts d'urate de soude dans le genou et l'articulation métacarpo-phalangienne du pouce (côté anciennement paralysé). (Obs. pers.)

Hubert, Joséphine Charlotte, 54 ans, domestique, née à Mortagne, admise à la Salpêtrière le 29 mai 1866, est entrée une première fois dans le service de M. CHARCOT, le 20 mai 1867 (salle Saint-Alexandre, n° 15), pour une pleurodynie et des douleurs dans le côté droit. De plus elle présentait à droite une *hémiplégie* datant d'environ 5 ans et pour laquelle la malade est entrée à l'hôpital Lariboisière, service de M. Pidoux. Embarras de la parole, la malade prononce la plupart des mots d'une manière indistincte, de sorte qu'on ne peut la comprendre. Elle sort le 5 août.

Le 9 *août* 1868, *à* 8 *heures du soir*, elle est prise subitement

d'une *attaque apoplectique* : chute, perte de connaissance, convulsions. Apportée immédiatement à l'infirmerie, elle offrait alors
l'état suivant : P. 120 ; R. 32 ; T. R. 37°, 6. La tête est inclinée sur
l'épaule gauche. La face est déviée à droite ; les globes oculaires
sont dirigés en haut, très-fortement à droite ; les pupilles, égales,
ont des dimensions normales. Légère roideur du cou. Roideur dans
les coudes et dans les doigts, qui s'ouvrent assez facilement à
gauche, difficilement à droite en raison, sans doute, de la contracture
ancienne (*hémiplégie à droite*). Tandis, que l'avant-bras gauche
est fléchi sur le bras, le droit est dans l'extension.

Les membres inférieurs sont dans l'extension ; roideur prononcée
des genoux. Le chatouillement de la plante des pieds produit des
mouvements réflexes, assez forts à gauche, légers à droite.

A ce moment de l'examen apparaissent des mouvements *tétaniformes*, tantôt seulement dans la main et le bras droit, tantôt dans
les deux bras ; alors les coudes deviennent rigides, les doigts se fléchissent énergiquement ; puis la respiration devient stertoreuse.
Cette attaque a duré une ou deux minutes, et, après un court répit,
éclate une nouvelle attaque.

8 *heures* 35 *m.* — Les paupières sont entr'ouvertes, la gauche
plus largement que la droite ; la pupille gauche est dilatée, l'autre
normale ; le chatouillement du bord palpébral détermine des mouvements réflexes assez intenses à gauche, à peu près nuls à droite.
Déviation conjuguée des globes oculaires vers la droite, secousses
rapides, tétaniformes, dans la main et le bras droits s'accompagnant d'une rigidité très-forte dans les coudes, laquelle disparaît sitôt que la respiration devient stertoreuse. Les lèvres sont
closes. Dans une nouvelle crise, l'avant-bras droit se fléchit plus
que de coutume sur le bras et cette flexion rigide est suivie de
secousses tétaniformes ; en même temps la roideur s'accroît dans
l'articulation huméro-cubitale gauche. A chacune de ces crises qui
persistent environ une minute succède une résolution complète à
gauche.

A ces phénomènes s'en ajoutent d'autres dans une nouvelle attaque : la face est froide, couverte de sueurs visqueuses ; par la com-

missure labiale gauche, il s'écoule de la salive en abondance ; *vomissements* alimentaires.

Dans les intervalles des attaques, qui se suivent toujours de très près, la respiration est bruyante. Parfois, mouvements spontanés dans la jambe droite ; lorsqu'on la pince, elle se fléchit et aussitôt y apparaissent des mouvements tétaniques. Sans être flasque complétement, le bras gauche est moins rigide que tout à l'heure ; les membres inférieurs sont roides comme une barre. Les genoux sont très-froids et également roides.

9 *heures.* P. 112 ; respiration très-irrégulière, convulsive, incomptable à cause de ses variations ; T. R. 38°. Mouvements lents et alternatifs de flexion des jambes sur les cuisses et des cuisses sur le bassin, suivis de secousses tétaniformes mais uniquement dans le bras et la main du côté droit. Même état de la face et des yeux ; roideur très-forte du cou. Par instant, contractions assez marquées des muscles de l'abdomen. Les attaques sont si rapprochées, qu'elles s'imbriquent pour ainsi dire. Le pincement, le chatouillement, suscitent dans les membres inférieurs des mouvements réflexes se manifestant plus vite à gauche qu'à droite ; la rigidité est on ne peut plus prononcée à la jambe gauche.

10 *heures.* Pouls régulier à 120 ; T. R. 38°, 2. Les crises convulsives continuent avec les mêmes caractères. Les paupières, assez largement entr'ouvertes à gauche, le sont à peine à droite. Les pupilles sont inégales ; la gauche est dilatée. Même direction des yeux. *Nystagmus.* L'attitude de la tête n'a pas changé ; roideur du cou.

Rigidité très-accentuée de l'épaule et du coude à droite ; les doigts sont énergiquement fléchis dans la paume de la main (hémiplégie ancienne ?) — Roideur nette, mais médiocrement prononcée, de l'épaule et du coude gauches. La malade sent quand on la pince (à droite et à gauche) et alors, elle remue le bras droit. Les membres supérieurs sont également frais.

Chaleur et sueurs abondantes, visqueuses à la face et sur la poitrine ; ventre froid. Les deux membres inférieurs sont dans l'extension et rigides, le droit plus que l'autre. Par le pincement, mouve-

ment de flexion du membre excité se montrant aussi promptemen
des deux côtés. La jambe droite est chaude, la gauche froide.

La respiration, surtout diaphragmatique, est toujours très-irrégulière : on note tantôt des arrêts, tantôt des inspirations répétées. Depuis le début les mâchoires sont contractées ; la malade, après des efforts assez considérables, rejette des mucosités.

Onze heures. — P. 148 ; T. R. 38°. Résolution du bras et de la jambe gauches ; moins de rigidité à droite. Les membres du côté droit sont toujours un peu chauds ; ceux de gauche froids.

Minuit. — P. 162, régulier ; T. R. 39°. La rigidité a reparu des deux côtés, plus forte que précédemment et encore plus marquée à droite. Parfois encore, quelques mouvements convulsifs dans le bras droit, spontanés ou provoqués ; ainsi lorsqu'on soulève le bras droit et qu'on l'abandonne ensuite à lui-même, il survient des mouvements tétaniformes. Les autres phénomènes ne diffèrent pas sensiblement de ce qu'ils étaient tout à l'heure.

10 *août.* — 1 heure du matin, T. R. 40°. — 2 heures, T. R. 40°, 6. — 6 heures, T. R. 40°. — 8 heures, T. R. 40°. — 10 heures, T. R. 40°,8.

10 *heures* 1|2. — Coma absolu ; face pâle. La malade fume la pipe ; la moitié gauche des lèvres s'entr'ouvre, la gauche reste close ; c'est surtout la joue gauche qui paraît s'enfler. Les yeux sont fermés ; si l'on écarte les paupières, on aperçoit les *globes oculaires* fortement *dirigés* en haut et du côté *droit ; nystagmus* très-marqué ; pupilles égales, contractées. — Décubitus latéral gauche ; la face est tournée aussi vers la gauche. Pas de rigidité du cou. — La respiration, en général précipitée, se ralentit par moments ; dans d'autres, elle devient plus précipitée ; le râle laryngo-trachéal augmente et la malade s'efforce de tousser, mais sans résultat.

Membre supérieur droit. Il est fléchi au niveau du coude, la main reposant sur la région hépatique. Quand on cherche à étendre le bras, on éprouve une résistance très-marquée et lorsqu'on abandonne l'avant-bras, il reprend sa position primitive comme par un mouvement de ressort. Veut-on étendre forcément l'avant-bras, il s'y manifeste sur-le-champ une sorte de mouvement tétanique. —

Le pouce est fléchi dans la paume de la main et recouvert par les doigts (attitude vraisemblablement due à l'hémiplégie ancienne). Les tentatives d'extension donnent également naissance à des mouvements tétaniques. La main droite est plus froide que la gauche. (Depuis une demi-heure la malade est exposée à l'air.) Si l'on pince l'avant-bras droit, on observe tout à coup une exagération des mouvements de flexion, assez forts, pour mettre l'avant-bras à angle aigu avec le bras. En outre, la flexion des doigts s'exagère et il survient, dans la main et les doigts, de petites secousses tétaniques qui se prolongent quelque temps après l'excitation. Pendant le pincement, la respiration s'accélère et la malade exécute des mouvements qui semblent indiquer qu'elle a quelque conscience.

Membre supérieur gauche. — Flaccidité dans toutes les jointures. Soulevé, le membre tombe inerte. Pince-t-on le dos de l'avant-bras gauche, la malade sent, car on remarque un léger mouvement de reptation du bras gauche et surtout on note une exagération de la flexion de l'avant-bras droit. Simultanément la jambe droite opère aussi quelques mouvements.

Membre inférieur droit. — Rigidité complète avec extension dans l'articulation du genou, de sorte que la flexion est impossible ; rigidité dans la hanche telle que l'on soulève le bassin quand on essaie de fléchir la cuisse. Ce phénomène, — *rigidité*, — tient peut-être en partie à l'hémiplégie ancienne parce qu'il y a des craquements dans le genou. C'est à elle que l'on doit encore rattacher le *varus équin*. Le chatouillement de la plante du pied n'occasionne de mouvements réflexes que dans le pied et les orteils. Le pincement que la malade paraît sentir cause des mouvements réflexes qui gagnent la jambe et ont un caractère tétanique.

Membre inférieur gauche. — Toutes les articulations sont flasques. Levé, le membre retombe comme une masse. Le chatouillement de la région plantaire donne lieu à des mouvements réflexes qui s'étendent à toute la jambe ; par le pincement, mouvements analogues.

Les deux genoux sont froids, le gauche plus que le droit. La plupart des places où l'on a fait des pincements sont marquées par de petites *ecchymoses*. *Rien aux fesses*. La malade a uriné. Lors-qu'on la redresse sur son lit, elle se laisse aller.

11 heures. P. 108; — T. R. 41°. — Même chose à *midi.*

1 heure. P. 108-112; T. R. 41°, 4. — *3 heures*. P. 124; T. R. 41°, 8. La tête est fortement penchée sur l'épaule gauche; la fa cetrès-pâle, la malade est inondée de sueurs. Coma absolu. — Mort à cinq heures du soir. Une demi-heure après, résolution générale; T. R. 42°, 6.

AUTOPSIE *le 12 août*. Le *péricrâne* est très-épais et la moitié *gauche* de sa face interne est parsemée de petites *plaques ecchymotiques*. Dausl'épaisseur du *périoste*, au-dessus de l'insertion du temporal, *épanchement de sang* ayant les dimensions d'une pièce de cinq francs. En plus de ces taches, limitées à peu près exclusivement au côté gauche, on note une rougeur violacée générale des tissus, remarquable surtout quand on la compare à la pâleur des tissus du côté opposé.

Les *os du crâne* sont peu durs. L'aspect des *méninges* est uniforme. Les *sinus* n'offrent rien de spécial. L'*encéphale* enlevé (1120 gr.) on voit un peu de sang sous la tente du cervelet et des ecchymoses à la surface de cet organe, sur l'hémisphère cérébral gauche, au niveau du chiasma des nerfs optiques et dans la scissure de Sylvius du côté gauche. Les *artères de la base* sont indurées et marquées de points athéromateux. On trouve du sang dans *tous les ventricules*. L'hémisphère cérébral droit pèse 60 gr. de plus que le gauche.

Hémisphère droit. Il est le siége d'un vaste *épanchement* s'étendant surtout dans le centre ovale, distendant la couche optique et le corps strié qui est séparé dans ses deux tiers antérieurs, et ayant perforé le ventricule au niveau de la pointe du corps strié. Le sang faisant irruption par cet orifice s'est peu à peu répandu dans le ventricule latéral droit, dans le gauche, etc. Une fois les caillots enlevés, les parois du foyer apparaissent déchiquetées, filamenteuses et, à l'œil nu, on découvre, appendus aux vaisseaux, un certain nombre d'*anévrysmes miliaires* dont plusieurs sont environnés d'un caillot. —

xtérieurement les circonvolutions, aussi bien à droite qu à gauche,
ne présentent pas d'anévrysmes.

Hémisphère gauche. — On trouve dans le corps strié et confinant au lobule de l'insula, un *foyer ocreux ancien.* Le foyer s'étend jusqu'au voisinage de la troisième circonvolution laquelle est à peine lésée. La substance grise du lobule de l'insula est intacte.

Pas d'anévrysmes dans la *protubérance* qui est symétrique, ni dans le centre rhomboïdal. *Dégénération grise de la pyramide antérieure gauche.*

Thorax. Le *larynx*, etc., les *poumons* sont sains; injection peu prononcée d'ailleurs de la muqueuse des grosses bronches. Légères adhérences au sommet du poumon droit. — Le cœur lavé et débarrassé du péricarde pèse 450 gr.; sauf un peu d'épaississement des valvules aortiques, les orifices et les valvules sont normaux. Les parois du cœur sont pâles et médiocrement graisseuses. A la pointe, le tissu musculaire est transformé en une espèce de cicatrice fibreuse.

Abdomen. Estomac, pancréas, rien. *Foie,* 1010 gr.; *calculs biliaires.* Les canaux biliaires sont teints assez fortement en jaune. — *Rate,* 160 grammes, tissu noirâtre et mou. — Les *reins* pèsent, le droit 90 grammes, le gauche 100; tous les deux paraissent sains au premier abord; mais examinés avec soin, on y découvre de petites traînées blanchâtres sous forme de filaments, principalement dans la substance tubuleuse. Ces filaments blanchâtres sont composés d'*urate de soude.* — *Vessie, utérus,* etc., naturels.

Articulations du membre inférieur droit. — Dans le genou on trouve une synovie sanguinolente, des *stalactites* osseuses et des bourrelets sur les condyles. De plus, il existe sur la moitié inférieure des condyles, des *dépôts blancs,* plus considérables sur le condyle externe qui en présente un autre sur son bord externe. A la face interne de la *rotule* on aperçoit, outre de petites taches blanches, disséminées, une traînée ayant plus d'un centimètre de long, et deux millimètres de large. Cette traînée blanche (*urate de soude*) est située vers le bord externe. A l'extrémité inférieure du *premier métatarsien,* sur le condyle qui s'articule avec la première phalange du gros orteil droit, se voit un *dépôt blanc* saillant, ayant deux millimètres environ dans tous les sens.

Toutes ces taches et tous ces dépôts, examinés au microscope, ont paru formés d'URATE DE SOUDE. La préparation ayant été traitée ensuite par l'acide acétique, on a vu se former, sous le champ du microscope, de beaux cristaux d'*acide urique*.

Les *articulations* correspondantes du membre inférieur *gauche*, étudiées à leur tour, n'ont présenté aucun dépôt, aucune tache d'urate de soude.

Bien que la température ait été prise, chez cette malade, un quart d'heure à peine après le début, nous n'avons pas constaté l'abaissement initial de la température : elle était au degré physiologique. Mais, de même que chez les maladesd es observations I, II, VII, VIII, nous voyons la température augmenter avec rapidité puisque, en vingt et une heures, elle monte de 37°,6 à 42°,6 (fig. 7).

Tout d'abord, il était assez difficile dans ce cas de se rendre exactement compte du siége de la lésion, en raison de l'existence d'une ancienne hémiplégie affectant le côté droit et sur laquelle nous n'avions malheureusement pas de renseignements. Toutefois, la *déviation conjuguée* des yeux vers la droite, l'apparition de la contracture dans les membres du côté gauche, faisaient croire à une hémorrhagie de l'hémisphère droit.

Il est un point de l'histoire de cette malade qui mérite d'être relevé, bien qu'il nous écarte quelque peu du sujet spécial que nous avons en vue : c'est l'existence sur plusieurs articulations du côté paralysé de *dépôts d'urate de soude* et d'une arthrite assez grave du genou correspondant (synovie sanguinolente, stalactites et bourrelets osseux, etc.).

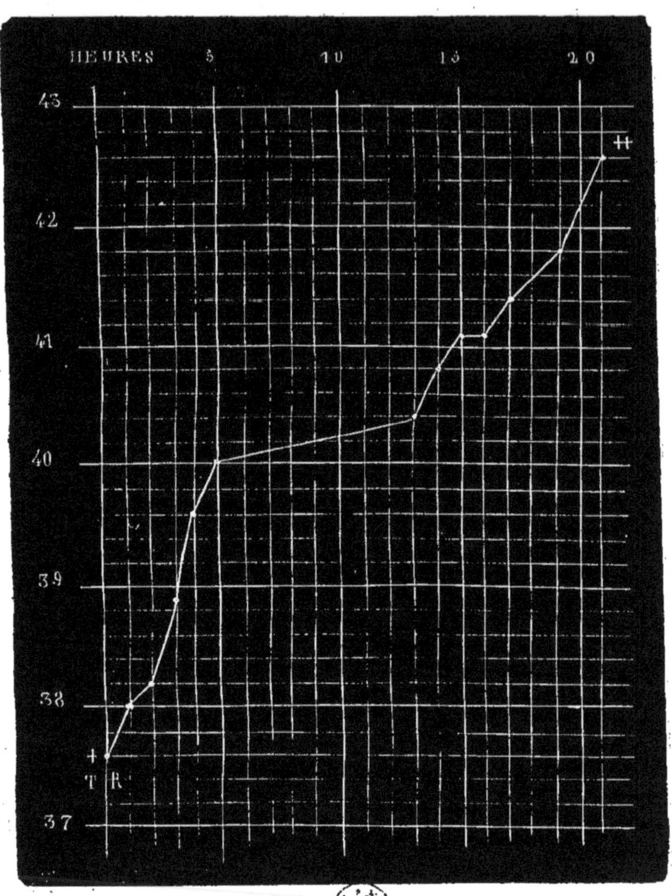

Fig. 7. — + température après l'attaque, ++ température 21 heures après l'attaque, une demi-heure après la mort. Chaque ligne verticale répond à l'heure.

Faut-il ranger ces altérations dans la catégorie des lésions trophiques consécutives aux maladies des centres

nerveux? Cela nous semble admissible en vertu : 1° de l'affection du genou; 2° de la localisation des dépôts d'urate de soude dans les articulations du côté paralysé. Mais, en l'absence de détails sur les antécédents de la malade, nous ignorons si la goutte est ou non antérieure à la première attaque apoplectique. Toutefois, l'absence de lésions goutteuses du côté sain nous autorise, dans une certaine mesure, à supposer que la paralysie a exercé une action sur la production de ces altérations.

Il nous paraît convenable de rappeler sommairement, à ce propos, les troubles trophiques consécutifs aux lésions que nous étudions, bien qu'elles soient pour la plupart communes à l'hémorrhagie et au ramollissement. Tantôt ces troubles apparaissent à la longue, tantôt ils se manifestent quelques heures ou quelques jours après l'apoplexie.

Dans le premier groupe, auquel appartiennent sans doute les lésions goutteuses observées chez la dernière malade, se rangent les altérations des jointures décrites avec le plus grand soin par M. Charcot, sous le nom d'*arthropathies des hémiplégiques* (1).

Quant aux troubles trophiques récents, c'est-à-dire survenant peu après l'ictus hémorrhagique, ce sont surtout des *eschares* occupant la fesse du côté paralysé, des *ecchymoses*, des *vésicules*, des *bulles*, etc., se montrant aussi et exclusivement sur les parties paralysées.

L'une de nos observations prouve sans conteste l'im ·

______

(1) *Mouvement médical*, 1870, pag. 277, 291, 302, 315, 325, 337, 350. — Bourneville, *Revue photographique des hôpitaux de Paris*, 1871.

portance qu'il faut attacher à ces lésions : c'est l'observation I, dans laquelle nous avons constaté A DROITE *des phlyctènes de la grosseur d'un œuf de poule, à l'extrémité antérieure des trois derniers métatarsiens et une excoriation ayant dénudé le derme dans une largeur égale à une pièce de deux francs le long du cinquième métatarsien* GAUCHE. L'apparition de ces phlyctènes *des deux côtés*, jointe aux phénomènes concomittants que présentait la malade, phénomènes sur lesquels nous avons insisté, annonçait que la lésion cérébrale n'était pas unique et circonscrite, et que tous les membres participaient plus ou moins à la paralysie. L'autopsie, il est bon de s'en souvenir, vint justifier cette présomption, en montrant que le sang avait fait irruption dans l'hémisphère droit, et que la protubérance elle-même était le siége d'un foyer hémorrhagique.

Malgré l'intérêt qui s'attache à ces troubles trophiques, nous devons revenir à l'examen des phénomènes thermométriques. Voici encore quelques faits où la période ascendante a été régulière.

— Duparge, 76 ans, fut prise le **20** février **1868**, à 7 heures et demie du matin, d'une attaque apoplectique. A 9 heures, la température était à **37°**, le lendemain à **38°** et **37°,6** et, 60 heures après le début, elle s'élevait à **40°,2**. Il s'agissait là d'une *hémorrhagie* ayant son point de départ dans le *corps opto-strié droit*, sans perforation ventriculaire.

— Berthélemi, 69 ans, avait, trois heures après l'attaque, une température de 37°,8; les jours suivants la température monte progressivement et atteint en cinq jours **40°,6**.

— Chez Hénon, âgée de 58 ans, six heures après l'attaque, la température était à 37°,8, et, en deux jours et demi, elle arrivait à 40° (huit heures avant la mort).

La période ascendante, dans les cas que nous venons d'énumérer, a été régulière. Or, il n'en est pas toujours ainsi. Nous avons déjà cité un fait dans lequel il y a eu, dans la courbe thermique, une sorte d'hésitation temporaire : nous voulons parler de l'observation II (fig. **2**, page 37). Dans l'observation de Lemoine, nous trouvons également une anomalie, en apparence du moins, car plus loin nous essayerons de l'expliquer.

OBSERVATION VII.

DOUBLE HÉMORRHAGIE CÉRÉBRALE.

Attaque apoplectique. — Température prise pour la première fois deux heures après l'attaque, puis suivie régulièrement. — Etat du malade à l'entrée. — Contracture. Hémiplégie à droite. — Déviation des yeux à gauche. — Elévation de la température (37° à 39°,8). — Abaissement de la température (39°,8 à 38°,2) et, simultanément, contracture à gauche, déviation des yeux à droite. — Elévation de la température (38°, 2 à 42°). — Mort. — Etat de la rigidité cadavérique.

Autopsie. — Hémorrhagie ayant son point de départ dans la couche optique gauche. — Perforation ventriculaire. — Propagation du sang dans le ventricule moyen et dans le ventricule latéral droit. — Hémorrhagie du corps strié droit. — Anévrysmes miliaires. (Obs. pers.)

Lemoine Pierre, 64 ans, ancien employé à la halle, est entré le 30 novembre 1869 à l'hôpital Saint-Louis, salle Saint-Jean, n° 52 (service de M. HARDY). Avant de décrire l'état du malade à ce moment, nous

allons consigner les *renseignements* qui nous ont été *communiqués*
par son fils aîné.

Depuis longtemps L... hypochondriaque, apathique, disposé à la
somnolence, répugne à toute espèce d'exercice. A tort ou à raison
ces phénomènes sont mis sur le compte de l'onanisme; L... a perdu
sa femme il y a cinq ans. Après le repas, la face se congestionne ;
dyspnée en montant les escaliers ; expectoration abondante; jamais
de bronchite sérieuse ; parfois, douleurs dans les jointures et en particulier dans l'épaule droite. Pas d'œdème des pieds ni des mains.
L... a fait de fréquents *excès de boisson:* toutefois depuis un an ou
deux il est devenu relativement plus sobre. Il a eu quatre enfants.
Sa *mère* paraît avoir succombé à un cancer du sein. — Nul détail
sur son père. — Ses deux frères seraient morts des suites de l'al-
coolisme.

20 *novembre*. En quittant, le matin, le domicile de son fils, L...,
était bien portant. Vers midi, il a eu une *attaque apoplectique*.
Actuellement, — une heure et demie, — il présente les symptômes
suivants :

Paupières à demi-ouvertes des deux côtés, arc sénile très-mar-
qué ; *globes oculaires* manifestement *tournés à gauche*. La titillation
des bords palpébraux ne détermine à droite aucun mouvement d'occlusion tandis qu'à gauche ce mouvement est très-net. Pupilles contractées, bien que le malade soit dans l'obscurité; la gauche est plus
petite que la droite. Face légèrement déviée vers la gauche. Pommettes et lobule du nez couperosés à un haut degré. — Le nez est
froid, les joues fraîches, les oreilles et surtout le front sont chauds. —
Le sillon naso-labial droit est effacé ; la bouche uniformément entr'ouverte, laisse couler la salive par la commissure labiale droite.

Membre supérieur droit. Il est allongé sur le côté du tronc; soulevé, il retombe inerte. Rigidité très-marquée à l'épaule où elle
s'oppose à l'élévation complète du bras et au coude où elle prédomine dans le sens de la flexion. Poignet flasque. Roideur des doigts
qui sont à demi-fléchis. La sensibilité à la douleur paraît conservée,
car si l'on pince la main on voit le membre s'éloigner par une sorte
de mouvement de reptation.

Membre inférieur droit. Il est dans l'extension complète et aussi rigide que possible. La sensibilité à la douleur persiste : lorsqu'on pince le mollet, on note un très-léger frémissement de la cuisse droite et un mouvement de flexion de la jambe gauche, enfin une altération de la physionomie; par le chatouillement on ne suscite aucun mouvement.

Membres supérieur et inférieur gauches. Mouvements et sensibilité intacts; pas la moindre trace de roideur.

Les mains sont aussi froides l'une que l'autre; de plus, la droite est cyanosée. Le pied droit est un peu violacé, plus froid que le gauche; même différence entre les mollets; genoux et cuisses également frais. — Pas de convulsions pour l'instant. — Miction involontaire. — Pouls régulier, assez petit, à 64; respiration stertoreuse, à 36; température rectale, 37°. — Lavement avec huile de ricin et huile de croton, une goutte; sinapismes.

4 heures. P. 62; R. 40; T. R. 37°, 4. Pas de changement notable. — *6 heures* : P. 76; R. 48; T. R. 38°, 3. — *11 heures* : P. 96; R. 48; T. R. 38°, 9.

21 novembre à six heures du matin. T. R. 39°, 8.

9 heures. P. 112; R. 56; T. R. 38°, 8. La face, vultueuse, couverte de sueur surtout à droite, est manifestement tournée vers la droite. Les paupières sont closes; quand on les écarte on voit les globes oculaires immobiles, *dirigés tous les deux vers la droite ;* puis, au bout de quelques secondes, il sont animés de petites oscillations latérales (nystagmus). Les pupilles sont contractées, égales et ne semblent pas contractiles. Soulève-t-on la tête du malade, celui-ci entr'ouvre les paupières, au même degré des deux côtés, et regarde un peu à gauche. Sitôt qu'il est tranquille, les yeux se reportent à droite et ensuite les paupières se ferment. Les lèvres sont distantes l'une de l'autre d'un demi-centimètre à peine. Déglutition à peu près impossible.

Membre supérieur droit. La roideur, encore assez prononcée dans l'épaule, l'est évidemment moins qu'hier; le coude et le poignet sont flasques; les doigts, à demi-fléchis, s'étendent avec plus de facilité qu'hier. — Le *membre inférieur droit* présente moins de roideur.

Membre supérieur gauche. Roideur médiocre dans l'épaule; rigidité du coude : l'avant-bras, à demi-fléchi sur le bras, ne peut être tout à fait étendu. Les doigts, dans la flexion, sont très-difficiles à allonger. Le malade exécute avec ce membre quelques mouve-ments sous l'influence des excitations. — Rien de bien notable dans le *membre inférieur gauche.*

11 *heures. Erythéme* des deux fesses, un peu plus accusé sur la droite. Incontinence d'urine. Pas de selles (lavement simple). Dyspnée plus intense. Râle laryngo-trachéal. P. 88 ; R. 56 ; T. R. 38°, 4.

1 *heure du soir.* Même état comateux. La roideur est à peine marquée dans le membre inférieur droit. Le pincement détermine quelques mouvements des orteils, ce qui n'avait pas lieu hier ni ce matin. — P. 86; R. 52; T. R. 38°, 4. Pas de garde-robes; lavement avec chlorure de sodium.

3 *heures.* P. 98; R. 52; T. R. 38°, 2. (Le thermomètre est resté dans le rectum plus de cinq minutes). La face est moins chaude et la sueur y est moins abondante.

6 *heures.* Face fraîche ; *les yeux sont dirigés directement en avant;* pupilles égales, contractiles ; pas de nystagmus. Flaccidité complète des membres inférieurs, du membre supérieur droit, de l'épaule et du poignet gauches; *contracture toujours assez marquée au coude gauche.*—Pas de différence, sensible à la main, de la tem-pérature des membres.—P. 100, petit; R. 56 ; T. R. 39°,2.

11 *heures.* (35 heures après l'attaque). P. 127; R. 60; T. R. 39°, 9.

22 *novembre,* 9 heures du matin. Résolution absolue des mem-bres. Les mains sont chaudes, bleues, cyanosées, la droite un peu plus que la gauche. Pupilles égales, dilatées. T. R. 41°, 8.

6 *heures.* Le malade vient de mourir à l'instant. T. R. 42°. Pupilles encore plus larges que tout à l'heure. Nulle trace de roideur. Les membres du côté droit sont plus chauds que ceux du côté gauche.

11 *heures.* Le cadavre, encore dans le lit, est décoloré, un peu jaunâtre. T. R. 41°. Pas de rigidité. Même différence pour la chaleur des membres.

1 *heure de l'après-midi. A gauche, la rigidité*, assez forte à l'épaule, l'est moins au coude ; poignet flasque ; les doigts tendent à se fléchir ; rigidité très-prononcée des trois principales jointures du membre inférieur. A *droite*, flacidité du membre supérieur ; rigidité du membre inférieur, mais moindre qu'à gauche.

3 *heures du soir.* A *gauche*, rigidité de l'épaule, roideur du coude. A *droite*, rigidité de l'épaule, très-légère roideur du coude ; poignet, doigts flasques ; le membre inférieur est rigide, mais à un moindre degré que le gauche. Cou rigide.

7 *heures.* Pour le membre supérieur la rigidité est maintenant un peu plus prononcée à droite qu'à gauche. A part un peu moins de roideur dans le genou droit, la rigidité cadavérique est la même aux membres inférieurs. La rigidité du cou a diminué.

23 *novembre,* 10 heures du matin. La rigidité est très-prononcée et également aux membres supérieurs et inférieurs. A *midi*, après l'autopsie, la rigidité est moins prononcée à droite qu'à gauche. Il a été impossible de suivre plus loin les phénomènes cadavériques.

AUTOPSIE *le 23 novembre*, à 10 heures. — *Tête.* Le *cuir chevelu* épais, très-adhérent aux os, présente, à sa face interne et au niveau de l'occiput, quelques *ecchymoses* répandues des deux côtés d'une façon uniforme. Les *os* sont normaux. Les veines de la *dure-mère* sont gorgées de sang, surtout à gauche. La portion de cette membrane qui tapisse la fosse sphénoïdale est plus vasculaire que d'habitude, en particulier à gauche. Pas de caillots dans les sinus. Quand on soulève la base du cerveau, après l'incision de la tunique fibreuse, il s'écoule une certaine quantité de sang noir ; on en trouve aussi entre le cerveau et le cervelet. La *pie-mère* qui recouvre la partie postérieure des hémisphères cérébelleux est infiltrée de sang. Les *artères* vertébrales, le tronc basilaire, les artères cérébelleuses, cérébrales postérieures, offrent çà et là quelques dépôts athéromateux peu saillants et laissant leur souplesse aux vaisseaux. Les communicantes postérieures, peu volumineuses, sont saines. Il y a enfin quelques dépôts athéromateux sur les artères sylviennes, leurs branches et la cérébrale antérieure. Les veines de la pie-mère sont distendues par le sang. Epanchement sanguin autour du chiasma.

Les hémisphères sont volumineux, le gauche plus que le droit. Au palper on sent une fluctuation évidente. En déplaçant le cerveau on voit sourdre du sang vers l'extrémité interne de la scissure de Sylvius gauche. Lorsqu'on détache l'un de l'autre les hémisphères, on découvre le ventricule moyen gorgé de sang mi-fluide, mi-coagulé.

Hémisphère gauche. — Le ventricule latéral est rempli par du sang liquide et par un énorme caillot noir. Le sang enlevé, on constate que la *couche optique est en majeure partie détruite ;* ce qui en reste est déchiqueté en certains points et disséqué en d'autres endroits. La *bandelette optique,* dans ses deux tiers postérieurs, est séparée des parties voisines. En faisant tomber un filet d'eau sur le foyer, on voit flotter des lambeaux formés de détritus cérébral et de vaisseaux. Toute la paroi ventriculaire est imbibée de sang rougeâtre, à demi-ramollie. — La pie-mère s'enlève sans difficulté. — *Anévrysmes miliaires* d'un rouge brun, sur les circonvolutions occipitales, sur le lobule de l'insula et sur des coupes de l'hémisphère, surtout vers l'origine des cornes postérieures.

Hémisphère droit. — Sang fluide distendant le ventricule latéral. La pie-mère se détache sans peine, *foyer hémorrhagique récent* de la grosseur d'une amande dans le *corps strié.*

Lorsque nous avons séparé les pédoncules cérébraux de la protubérance, il est sorti du sang par l'aqueduc de Sylvius. Pas de sang dans le *quatrième ventricule.* Point d'anévrysmes ni dans la *protubérance,* ni dans le *bulbe.* — *Hémisphère cérébelleux* droit, sain. Le *corps rhomboïdal* gauche est occupé par un *foyer jaunâtre,* anfractueux, comme cloisonné (infiltration celluleuse.)

Thorax. — Le *poumon droit* est notablement *congestionné* dans toute sa hauteur, mais principalement en bas. Pas d'hépatisation. — Le *poumon gauche* est moins congestionné que l'autre et seulement dans son lobe inférieur. — Le *péricarde,* entouré de graisse, ne renferme pas de sérosité. — Surcharge graisseuse médiocre du *cœur.* Le ventricule droit contient une grande quantité de sang liquide ou coagulé. Caillot noir dans l'oreillette correspondante. Le ventricule gauche, globuleux, a environ deux centimètres d'épaisseur ; il renferme un peu de sang fluide. La valvule mitrale est souple malgré la présence de quelques dépôts athéromateux qui la rendent opaque. Valvules aortiques saines. — Taches athéromateuses rares sur l'aorte thoracique, plus nombreuses sur la portion abdominale; plaques calcaires à sa bifurcation et sur l'iliaque primitive droite.

Abdomen. Muqueuse de l'*estomac*, jaunâtre en quelques points, comme imbibée de bile; quelques arborisations. *Rate*, normale, à part quelques opacités de sa capsule. — *Foie*, sain ; pas de calculs. — Les *reins*, entourés de graisse, sont normaux. — *Vessie*, rien. — Deux incisions assez profondes pratiquées sur les *fesses* n'ont pas fait découvrir d'ecchymose.

Si, nous conformant aux pratiques habituelles, nous avions pris simplement la température le matin et le soir, nous aurions eu un tracé parfaitement ascensionnel : 37° ; 38°, 3 ; 38°, 8 ; 39°, 2 ; 42°. Or, une exploration plus attentive, plus minutieuse si l'on préfère, nous fit découvrir des phénomènes cliniques très-intéressants (1).

Quels étaient, en effet, les symptômes principaux au début? Une déviation manifeste des globes oculaires *vers la gauche*, une *paralysie* avec *contracture* des membres du *côté droit*. Ces symptômes, indices incontestables d'une lésion de l'hémisphère gauche du cerveau, persistent sans changement notable, jusqu'à la vingt et unième heure, époque où le tableau clinique subit un changement remarquable : la *température tombe* de 39°, 8 à 38°, 8 et même à 38°, 2; les *yeux se dévient à droite;* le *membre supérieur gauche* est envahi par la *contracture*.

(1) La même remarque s'applique à plusieurs autres de nos observations, en particulier à la deuxième et à la huitième.

L'ensemble de ces nouveaux symptômes nous apprenait ou bien que le sang avait fait irruption dans le ventricule latéral droit, ou bien qu'il se faisait un foyer hémorrhagique dans l'hémisphère droit.

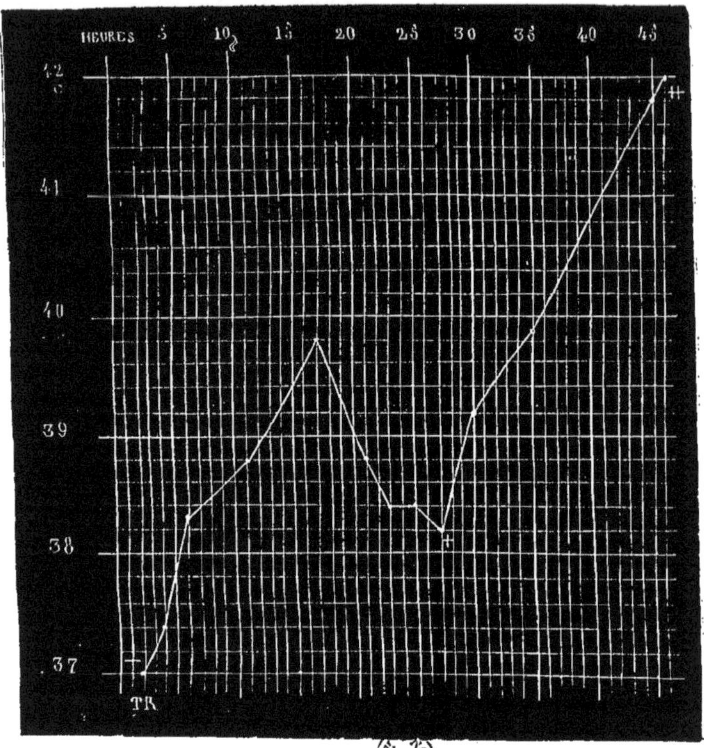

Fig. 8. — température deux heures après l'attaque. + nouvelle hémorrhagie. ╂ température au moment même de la mort.

Nous n'avons pas besoin de faire ressortir la valeur de la *déviation conjuguée des yeux* : ce symptôme, signalé d'une manière plus ou moins vague par les auteurs, a été sérieusement étudié dans ces dernières années, par MM. Vulpian, Charcot et Prévost. Ce dernier a publié sur ce sujet un travail très-important (1) basé : 1° sur un grand nombre d'observations recueillies à la Salpêtrière ; 2° sur une série d'expériences instituées chez les animaux. Dans ce travail, M. Prévost est arrivé, entre autres, à cette conclusion que, « dans le cas de lésion siégeant dans l'un des hémisphères cérébraux, la déviation des yeux et de la tête suit une règle constante et se fait du côté opposé à l'hémiplégie, du côté de l'hémisphère malade. »

En ce qui concerne l'un des autres symptômes qui nous ont mis sur la voie, — *l'abaissement de la température*, — les développements dans lesquels nous sommes entré tout à l'heure, nous en montrent la signification et la valeur diagnostique (fig. 8).

Peu après l'invasion de ces nouveaux accidents, le tracé thermométrique reprend sa marche ascendante pour aboutir au chiffre considérable de 42°.

En somme, chez ce malade la période thermométrique ascendante a été interrompue par la propagation du sang dans le *ventricule latéral droit*, c'est-à-dire du côté opposé à la lésion primitive, et aussi, selon toute probabilité, par la production d'une petite hémorrhagie dans le *corps strié droit*.

Nous retrouvons encore la plupart des symptômes sur

(1) *De la déviation conjuguée des yeux et de la rotation de la tête dans certains cas d'hémiplégie ;* Paris, 1868.

lesquels nous venons d'appeler l'attention dans l'observation suivante :

OBSERVATION VIII.

HÉMORRHAGIE CÉRÉBRALE A FOYERS MULTIPLES.

Fièvre hémiplégique. — *Attaque apoplectique complète : hémiplégie
à droite ; paralysie faciale gauche ; température, 37°. 2. —
Nouveaux accidents : température, 36°, 8, puis 36°, 4 ; — paralysie faciale plus accusée à droite.* — *Paralysie complète ; élévation de la température (39°, 4).* — *Aggravation des symptômes ; bave abondante ; nouvel abaissement de la température
(38°, 8).* — *Coma ; augmentation progressive de la température
(41°, 6).* — *Mort : marche de la température et de la rigidité
cadavériques.*

Autopsie. — *Foyers hémorrhagiques occupant : 1° le corps strié
droit ; 2° l'une des circonvolutions occipitales droites ; 3° la
queue du corps strié, la couche optique et le pédoncule cérébral
du côté gauche ; 4° les pédoncules cérébelleux supérieur et inférieur gauches.* — *Apoplexie capillaire.* — *Tumeur épithéliale
de la dure-mère.* — *Œdème du poumon droit.* — *Ecchymoses
stomacales.* — *Calculs biliaires* (obs. pers.).

Mongen.., Marie-Madeleine, âgée de 73 ans, est entrée le 17 octobre 1870, à l'hôpital de la Pitié, salle du Rosaire n° 8 (service de
M. MARROTTE). Une de ses nièces qui l'accompagne nous fournit les
renseignements suivants : La santé de sa tante serait habituellement
bonne, à part de légers *étourdissements*, accompagnés de bouffées
de chaleur, mais qui jamais n'auraient été portés jusqu'à la perte de
connaissance. Elle n'est pas rhumatisante ; parfois ses pieds seraient
un peu gonflés. Son *père* est mort à 79 ans d'une « inflammation des
poumons. » Sa *mère* aurait succombé à une affection cancéreuse de
l'estomac. Un de ses frères a eu une *attaque apoplectique* qui a
laissé une faiblesse de l'un des membres supérieurs : ainsi, il lui
arrive quelquefois d'abandonner les objets qu'il tient dans la main.

Ce matin M... s'est levée et a déjeuné comme à l'ordinaire. Dans l'après-midi, vers 3 ou 4 heures, elle a été prise subitement d'une attaque apoplectique avec perte absolue de la connaissance, écume à la bouche. On ignore si elle a eu des convulsions. A son entrée à l'hôpital, notre ami Carville a constaté une *hémiplégie du côté droit* avec *paralysie de la face du côté gauche* : il était alors 5 heures.

Six heures : la tête est inclinée sur l'épaule droite. Les paupières, entre ouvertes à droite, sont tout à fait fermées à gauche. Lorsqu'on les écarte, on aperçoit les globes oculaires immobiles, dirigés en avant. Les pupilles sont dilatées, égales, non contractiles. Le sillon naso-labial gauche est effacé ; la commissure labiale droite est tirée en haut. La moitié droite de la bouche, entre ouverte, permet de voir la langue, sur laquelle existent plusieurs écorchures, l'une à droite, deux à gauche. Pouls à 64, peu fort, mais régulier : Respiration ronflante, à 24 ; T. R. 37°, 2. Coma. Flaccidité générale. A ce moment de l'examen, la respiration devient stertoreuse, plus difficile ; il s'écoule de l'écume ; la commissure labiale droite paraît maintenant plus abaissée que la gauche ; la température prise au début de ces nouveaux accidents était à 36°, 8 : *l'ensemble de ces symptômes indique ou bien que l'hémorrhagie s'étend ou qu'il se forme un nouveau foyer.* On note un peu de raideur de l'épaule et du coude gauches, mais rien de semblable à droite.

Soulevés, les *membres supérieurs* retombent inertes. Entre eux, il n'y a pas, à la main, de différence de température. — Les *membres inférieurs* sont complétement paralysés, sans contracture ni inégalité de température. Le chatouillement de la plante du pied gauche détermine des mouvements réflexes rapides dans tout le membre et en même temps dans le membre supérieur correspondant. La même excitation produite à droite donne lieu à des mouvements réflexes dans le membre inférieur et dans la main *gauches*.

A sept heures : P. 50 ; R. 24 ; T. R. 36°, 4.

Huit heures : Même état général. La tête est moins inclinée sur l'épaule droite que tout à l'heure. Le cou est flasque. Nulle modification du côté des yeux. Les plis frontaux sont les mêmes à droite et à gauche. Le sillon naso-labial gauche semble plus accusé que le

droit. La malade fume la pipe et, dans ce mouvement, la moitié
gauche des lèvres est fermée, la moitié droite entre ouverte ; le
creux jugal s'accuse plus à droite qu'à gauche. La salive, mous-
seuse, s'échappe par la commissure labiale droite. Quand on fait
boire la malade, le liquide séjourne d'abord dans la bouche, puis,
au bout de quelques instants, il y a un effort de déglutition qui ne
paraît emporter qu'une partie du liquide ; cet effort est suivi d'un

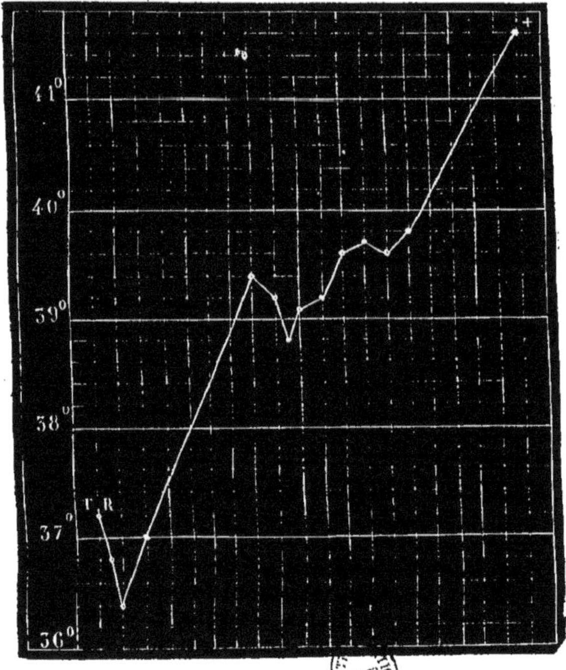

Fig. 9. — T. R. température recta'e.. + température quatre heures après la
mort. Chaque ligne verticale répond à deux heures.

arrêt ; enfin survient un accès de toux qui expulse une petite quantité du liquide. Les membres sont flasques, sans différence de température bien notable. Toutefois, le genou et le mollet du côté droit

sont peut-être moins frais que ceux du côté gauche. Rien aux fesses. P. 52; R. 24; T. R. 36°, 4.

Dix heures : La tête est à peu près droite. Pas d'autre changement. T. R. 37°.

18 *octobre*, 8 heures. La tête est légèrement inclinée sur l'épaule droite. Les rides du front sont aussi prononcées d'un côté que de l'autre. Les paupières sont closes ; les pupilles égales, dilatées, contractiles ; les globes oculaires immobiles, dirigés en avant. La conjonctive n'est pas injectée. Le sillon naso-labial gauche est creusé, le droit effacé. Les narines sont sèches, pulvérulentes et aussi larges l'une que l'autre. La bouche, entre ouverte, déviée de haut en bas et de gauche à droite, est un peu tordue en ce sens que la moitié gauche de la lèvre inférieure est renversée en dedans, tandis que la moitié droite est plutôt renversée en dehors. La pointe de la langue est fortement portée à droite, entre la commissure labiale et la joue correspondantes. La muqueuse linguale est sèche. Le bord libre des lèvres est pâle en haut, violacé en bas. Des commissures labiales descendent sur le menton, deux traînées formées par de la salive desséchée. On ne remarque aucun signe de sensibilité à la face. La respiration est stertoreuse; dans les mouvements respiratoires, le muscle sterno-mastoïdien gauche semble se contracter plus que le droit et la moitié gauche du diaphragme fonctionner avec plus d'énergie que la gauche.

Les *membres supérieurs* sont flasques, également frais, non cyanosés. La sensibilité y est tout à fait abolie. — Les *membres inférieurs*, dans l'extension, sans contracture, sont aussi chauds l'un que l'autre. Le chatouillement de la plante des pieds détermine des mouvements réflexes assez intenses, surtout à droite. Le pincement passe inaperçu. — P. 70; R. 32 ; T. R. 39°, 4.

10 *heures* : P. 72 ; R. 28-32 ; T. R. 39°, 2.

11 *heures* : P. 96 ; R. 24 ; T. R. 38°, 8. Même état. Depuis quelques minutes, on observe du jetage : il s'écoule par les narines, et principalement la droite, des mucosités blanchâtres ; on voit qu'elles remplissent le fond de la bouche et contribuent à augmenter le bruit de la respiration : *Nous assistons encore soit à l'exten-*

*sion du foyer primitif, soit à la formation d'un nouvel épanche-
ment.*

Midi : P. 84 ; R. 24 ; T. R. 39°, 1. Le jetage continue. — Les
mouvements réflexes sont moins prononcés.

2 heures : P. imperceptible ; R. 24 ; T. R. 39°, 2.

4 heures : P. 84 ; R. 24 ; T. R. 39°, 6. Pas de garde-robe. —
L'aspect général n'a pas changé. — Les pommettes sont cyanosées.
Le jetage est un peu plus abondant à gauche. — La différence entre
les muscles du cou et les deux moïtiés du diaphragme est encore
plus accusée que ce matin.

6 heures : P. 104 ; R. 24 ; T. R. 39°, 7. Les membres sont également chauds.

8 heures : P. 104 ; R. 25 ; T. R. 39°, 6 ; à dix heures, T. R. 39°, 8.
La malade est morte le 19 octobre, à 4 heures du matin. A 8 heures
nous avons trouvé T. R. 41°, 6.

*Marche de la rigidité cadavérique et de la température après la
mort.* La rigidité est très-marquée au cou et aux membres inférieurs ;
elle prédomine à droite. A 10 heures, le corps étant resté dans le
lit, T. R. égale 41°, 4. La rigidité a un peu diminué, surtout aux
membres supérieurs (coudes, épaules). — A 11 heures, T. R. 38°, 4.
Épaule et coude du côté droit, flasques, doigts raides ; raideur de
l'épaule gauche, rigidité légère au coude, assez marquée aux doigts.
Les membres inférieurs sont moins rigides, en particulier le gauche.
(Le cadavre est à l'amphithéâtre.)

A 1 heure : T. R. 35°, 6. A droite, il n'y a plus qu'un peu de
raideur des doigts, tandis qu'à gauche les épaules et les doigts sont
encore raides. — Rigidité médiocre de la hanche, moyenne du genou, forte du pied, à droite raideur de la hanche et du genou ; rigidité du pied, à gauche. — A 3 heures : T. R. 32°. Flaccidité du
bras droit, raideur de l'épaule et des doigts à gauche. Pas de changement aux membres inférieurs. A 4 heures, T. R. 30°. Seuls, aux
membres supérieurs , les doigts à gauche sont raides. La rigidité a
diminué aux membres inférieurs, avec la même différence entre les
deux côtés. — A 6 heures : T. R. 27°. Diminution de la raideur.
— A 8 heures : T. R. 25°. — Le 20 octobre, 28 heures après la

mort, la raideur persiste aux doigts de la main gauche, à la hanche et au genou droits; les pieds sont rigides (1).

Autopsie *faite le* 20 *octobre. Tête.* Le péricrâne, à sa face interne, est plus rouge à gauche qu'à droite vers les pariétaux; au niveau de l'occiput il y a de la rougeur des deux côtés. — Les *os* sont assez épais, mais se cassent sans peine. — La *dure-mère* est congestionnée d'une façon uniforme. Lorsqu'on l'incise, il s'écoule peu de sérosité. A sa face interne, au voisinage du sillon de Rolando, on trouve une *tumeur épithéliale*, mamelonnée, ayant 12 millimètres de diamètre et adhérant par un pédicule assez large. — Quand on coupe la tente du cervelet, on aperçoit du sang liquide autour de la protubérance et du bulbe.

L'encéphale pèse 1,350; le *cervelet* et l'*isthme*, 150 gr. — Lorsqu'on sépare la protubérance des pédoncules cérébraux, on trouve un foyer qui occupe à peu près les $\frac{2}{3}$ de la *protubérance* d'une part et des pédoncules de l'autre. — Sur la face inférieure du lobe médian du cervelet, à l'extrémité des hémisphères cérébelleux, en avant du chiasma, existent des caillots noirs. — Les *artères* de la base ne sont pas athéromateuses. — La *pie-mère* est légèrement injectée. — Quand on sépare les deux hémisphères on voit s'écouler du sang fluide et on remarque que l'espace interpédonculaire est occupé par plusieurs *foyers hémorrhagiques* communiquant entre eux.

Hémisphère droit. Les parois du ventricule latéral sont couvertes de petites taches ecchymotiques très-fines. — Immédiatement au-dessus de la partie moyenne du corps strié on découvre un *foyer hémorrhagique* de la grosseur d'un pois; un autre foyer ayant cinq millimètres sur trois, occupe l'épaisseur de la substance grise de l'une des circonvolutions du lobe occipital; un autre siége dans l'épaisseur de la substance blanche de l'extrémité postérieure de la corne occipitale; il a le volume d'un haricot.

(1) Une femme, atteinte d'une affection cardiaque, étant morte à la même heure que la malade précédente, nous avons pris par comparaison sa température et nous avons obtenu les résultats suivants : A 11 heures T. R. 30°, 8 ; — à 1 heure, T. R. 28°, 1 ; — à 3 heures, T. R. 24°, 4 ; — à 4 heures, 23°, 6.

Dans la couche optique on trouve un foyer ancien de *ramollissement*, ayant la forme et les dimensions de la coque vide d'une amande. Sur la coupe qui le précède, on voit une artériole athéromateuse et à la surface des circonvolutions plusieurs anévrysmes milliaires.

Hémisphère gauche. Le ventricule latéral est gorgé de sang fluide et coagulé. Ce sang enlevé, on observe en arrière du corps strié une vaste cavité, creusée aux dépens de la *queue du corps strié*, de la *couche optique* et du *pédoncule cérébral* correspondant. Cette cavité vient s'ouvrir au niveau de la scissure de Sylvius par un orifice laissant passer le doigt : l'hémorrhagie se prolonge dans le *lobule de l'insula* et dans le *centre ovale*, qui est en grande partie détruit. — Les parois de cet immense foyer sont déchiquetées, tomenteuses. — La corne occipitale du ventricule est imbibée de sang. Sur la grande circonvolution pariétale antérieure existe un petit foyer d'*apoplexie capillaire*. Les autres circonvolutions sont saines. Dans le foyer principal, nous avons recueilli plusieurs *anévrysmes milliaires* appendus aux vaisseaux. — Sur une des coupes que nous avons pratiquées, nous avons vu un *petit foyer* d'un centimètre sur cinq millimètres.

Protubérance. Elle apparaît large, un peu bombée, surtout à gauche. — Outre les lésions que nous avons déjà indiquées, on en découvre d'autres en pratiquant une coupe transversale sur son milieu : on remarque que le foyer se prolonge jusque dans le *pédoncule cérébelleux inférieur gauche* sous la forme d'une pointe assez étroite. — Dans le *pédoncule cérébelleux supérieur* du côté *gauche* existe un *foyer hémorrhagique* de sept à huit millimètres de longueur sur cinq d'épaisseur et de largeur. — *Cervelet.* Rien.

Thorax. La *plèvre* qui revêt le sommet du poumon gauche présente une plaque *cartilagineuse*. — Congestion légère du lobe inférieur gauche et de la muqueuse des bronches. — *Congestion* notable, sans trace d'hépatisation ni d'apoplexie, mais avec *œdème*, du lobe inférieur du poumon droit ; cès lésions se retrouvent sur la moitié inférieure du lobe supérieur ; le lobe moyen est normal. — Rien dans le péricarde. — *Cœur*, 270 gr. ; son tissu est assez résistant et coloré, mais sans la moindre tache ecchymotique. Ses parois mesurent 12 à 13 millimètres d'épaisseur. — Plusieurs opacités sur la valvule mitrale. — Les *valvules aortiques* sont épaissies et envahies par des dépôts calcaires qui mettent obstacle à leur libre fonctionnement. — Indurations athéromateuses et calcaires sur la crosse de l'*aorte* quelques-unes sur l'aorte thoracique; plaque calcaire à la terminaison de l'aorte abdominale.

Abdomen. Toute la moitié gauche de *l'estomac* est parsemée de *plaques ecchymotiques.* — *Rate,* 70 gr. — *Foie*, 880 gr., brunâtre, assez ferme ; la vésicule biliaire a la forme d'une bouteille à col allongé et est tout à fait remplie par des *calculs* qui remontent jusqu'au canal cholédoque. — La *muqueuse de l'intestin* n'offre que de rares arborisations vasculaires. — Les reins ne sont ni grenus, ni kystiques; la substance corticule est un peu atrophiée; le droit pèse 120 gr., le gauche 80. — *Vessie* légèrement distendue par l'urine ; muqueuse normale.

Au moment de l'entrée de la malade à l'hôpital il existait une *paralysie de la face du côté gauche* et une *paralysie des membres du côté droit.* L'examen nécroscopique nous fournit l'explication de cette *paralysie alterne* en nous montrant un foyer occupant surtout la moitié gauche de la *protubérance* et les *pédoncules cérébelleux* supérieur et inférieur du même côté et qui, probablement, s'était formé le premier.

Les mêmes symptômes, au moins en ce qui concerne la face, persistaient losque nous vîmes cette femme pour la première fois. Mais bientôt de nouveaux accidents surgissent ; la respiration devient stertoreuse, difficile ; la salive s'écoule de la bouche ; la commissure labiale droite, un instant auparavant plus élevée que la gauche, s'abaisse ; *la température* qui, il y a quelques minutes, était à 37°, 2, *tombe* à 36°, 8, puis à 36°, 4 ; la face et la tête sont fortement déviées vers l'épaule droite ; cet ensemble symptomatique indiquait la *propagation de l'hémorrhagie* ou la *formation d'un nouvel épanchement*. L'autopsie confirma cette supposition en nous faisant découvrir un vaste *foyer hémorrhagique dans l'hémisphère gauche.*

Notons la gêne de la déglutition ; l'insensibilité de la face où des excitations, même énergiques, ne produisaient aucun mouvement réflexe ; — *la paralysie*, tout au moins relative, *du muscle sterno-mastoïdien droit* et de la *moitié droite du diaphragme* (1).

La marche générale de la *température* doit fixer notre attention. Peu après l'arrivée de la malade à l'hôpital, 2 à 3 heures après le début de l'attaque apoplectique, la température était à 37°, 2. — Quelques minutes à peine s'étaient écoulées depuis cette exploration lorsque la malade fut prise de la seconde attaque sur laquelle nous avons insisté plus haut. (*Voy.* fig. 9.) La température descendit alors à 36°, 8. Une heure après, — les phénomènes de l'attaque ayant disparu, — la température était à 36°, 4, c'est-à-dire qu'elle avait encore baissé ! C'est là, en effet, ce qu'on observe d'habitude quand on est appelé de bonne heure auprès des malades.

A partir de cet instant, la température s'élève progressivement et atteint 39°, 4. Mais, au lieu de continuer sa marche ascendante, la température redescend à 39°, 2 et à 38°, 8, abaissement qui coïncide avec les phénomènes que nous avons décrit : *jetage, stertor*, etc., et qui nous annonçaient *soit l'extension des premiers foyers*, *soit la*

(1) Quelques heures plus tard, ces symptômes se sont encore accentués davantage.

formation d'un nouvel épanchement. Depuis lors, jusqu'après la mort, la température augmenta et finit par atteindre 41°, 6 (1).

Nous signalerons une dernière particularité sous le rapport thermométrique, c'est la lenteur avec laquelle la température du cadavre se met de niveau avec celle du milieu ambiant, ainsi que le démontre la comparaison avec la température du cadavre d'une femme qui a succombé à une affection cardiaque.

Un dernier mot sur *l'anatomie pathologique.* Tout d'abord déclarons que, à part l'aorte, le système artériel n'était pas athéromateux, que le cœur et les reins n'offraient pas les caractères de l'état sénile. Ensuite nous devons mentionner : 1° La *multiplicité des foyers hémorrhagiques* (protubérance, pédoncules cérébelleux etcérébraux, corps opto-strié gauche, centre ovale et lobule de l'insula du même côté, enfin trois petits foyers dans l'hémisphère gauche dont l'un dans la substance grise d'une circonvolution) ; 2° la *coexistence* des foyers hémorrhagiques avec un ancien *foyer de ramollissement* (2), auquel correspondait une petite artériole très-athéromateuse, calcaire ; 3° la présence d'un îlot *d'apoplexie capillaire.* Ces remarques rapides suffisent, croyons-nous, à faire voir les rapports qui existent, dans ce cas, entre les symptômes et les lésions.

(1) Il est fort probable que la température a été plus élevée, car nous avons enregistré cette température 41°, 6, quatre heures après le décès.

(2) Voir *Mouvement médical,* 1869 : Hémorrhagie cérébrale et ramollissement du cerveau.

Tous les faits que nous avons relevés viennent appuyer les propositions générales que nous avons formulées en commençant. Cependant il convient de reconnaître qu'il y a des exceptions à la règle. L'observation suivante en fournit la preuve (1).

OBSERVATION IX.

HÉMORRHAGIE DE LA PROTUBÉRANCE

Attaque apoplectique. — Marche des symptômes. — Température prise à divers intervalles. — Mort. Etat de la rigidité cadavérique. — Nombreux anévrysmes miliaires. — Hémorrhagie de la protubérance. — Hypertrophie cardiaque. (Observation personnelle).

Hute.. Mathurine, 76 ans, admise à la Salpêtrière le 9 août 1864, est entrée le 7 mai 1869, salle Saint-Jacques, n° 21, (service de M. CHARCOT), pour une *attaque apoplectique* survenue vers cinq heures du matin.

7 mai (six heures du matin). Paralysie de la face à gauche : occlusion à peu près complète des paupières, sillon naso-labial à peine marqué, abaissement de la commissure labiale. Traction de la commissure labiale droite. Pas de déviation de la langue. *Nystagmus* ; pupilles égales, contractées. Tête légèrement inclinée sur l'épaule gauche. Parfois, mâchonnement. La malade fume la pipe, se plaint sans cesse, répond par monosyllabes, la plupart du temps même incompréhensibles. Néanmoins, elle paraît encore comprendre ce qu'on dit : ainsi, elle allonge la langue lorsqu'on le lui commande.

Au début de l'examen, les bras retombaient inertes quand on les soulevait. Dix minutes plus tard, on remarque que le bras droit se maintient élevé, résiste : la malade saisit le bâton de son lit. Pas de

(1) C'est la seule, du reste, sur une vingtaine d'observations, qui ont servi de base à ce travail.

contracture. Le *bras gauche* est presque complètement dans la résolution; toutefois il y a quelques mouvements spontanés, d'ailleurs assez limités. La main droite est plus chaude que la gauche.

Les membres inférieurs sont dans l'extension. *Roideur dans la hanche et le genou gauches*; flexion difficile et douloureuse. La roideur est moins prononcée à droite. Quelques mouvements spontanés des deux côtés, sensibilité conservée. Pendant que l'on prenait la température, la malade reposant sur le côté droit, le membre inférieur de ce côté était animé dans toute sa longueur de petites *secousses* se succédant assez lentement. Elles persistent alors que la malade est tranquille et replacée dans le décubitus dorsal. Ces phéno·mènes *convulsifs* cessent, puis reparaissent. A gauche, quelques secousses limitées au pied. Le genou droit est moins froid que le gauche. — Urines involontaires. Pouls assez fort, irrégulier; respiration fréquente, température rectale 36°, 4. — A 7 *heures*, T. R. 36°, 6.

8 *heures*. P. 92; T. R. 37°. L'intelligence n'est pas abolie. Langue saburrale, gêne notable de la déglutition : la bouche une fois remplie se vide très-lentement et une partie du liquide s'échappe au dehors. Roideur médiocre du cou. Rigidité très-notable du bras et de la jambe gauches qui sont dans l'extension et que l'on soulève en masse. La main gauche est dans la supination forcée. A droite, flexion de l'avant-bras sur le bras, roideur du coude et de l'épaule. Demi-flexion de la cuisse sur le bassin, de la jambe sur la cuisse, sans contracture. Les membres supérieurs et inférieurs ont, au contraire, la même température. Pupilles contractées, mucosités palpébrales.

9 *heures*. T. R. 36°,9. Soubresauts dans le bras droit.

10 *heures*. P. 96; T. R. 36°,9. Les bras sont froids, le gauche remarquablement plus que le droit, et la peau est comme visqueuse. Le bras droit est à peu près flasque, le gauche encore roide (coude et épaule) l'est moins cependant qu'à huit heures. Le membre inférieur droit est un peu roide. Le gauche beaucoup plus, mais à un degré inférieur à ce qu'il était lors du précédent examen. *Secousses tétaniques* très-petites dans les membres à droite commençant par le

bras. La tête a une tendance à s'incliner sur l'épaule gauche. *Pas de déviation notable des yeux*. Nulle modification de la face. H... fume la pipe, bave. — Nouvelles *secousses* dans le membre inférieur droit (mouvements de flexion et d'extension).

11 *heures*. T. R. 37°, 4. — Midi. T. R. 37°, 6. — 1 heure. T. R. 37°, 8.

2 *heures*. P. 104 assez fort ; R. 32 ; T. R. 37°, 9. La tête a toujours une tendance à retomber vers l'épaule gauche et la face, par suite, à se diriger en ce sens. Pupilles égales et fortement contractées. Immobilité des globes oculaires. Paupières plus largement entr'ouvertes à droite qu'à gauche. Sécrétion muqueuse assez abondante. Pas de changements à la face. — Légère roideur de l'épaule droite, mouvements spontanés ou réflexes. — Résolution des membres inférieurs, sensibilité conservée, quelques mouvements spontanés, *secousses* rares, il est vrai, dans la jambe droite ; décubitus latéral gauche. — 3 *heures*. T. R. 38°.

4 *heures*. — P. 100 ; R. 28 ; T. R. 38°, 1. Immobilité des globes oculaires. Le contact du bout du doigt, de la tête d'une épingle sur la cornée ne produit aucun mouvement à droite et qu'un déplacement très-borné à gauche ; mucosités sur les cornées. Le chatouillement des bords palpébraux n'occasionne aucun phénomène réflexe à droite et, à gauche, un minime rapprochement des paupières. Relâchement complet du bras gauche. La malade remue encore le bras droit. La perception de la douleur, normale à droite, semble être retardée à gauche. Résolution à peu près absolue des membres inférieurs ; mouvements assez intenses par le chatouillement et le pincement. Efforts de vomissement, rejet de quelques mucosités filantes. Gêne de la déglutition. Constipation malgré l'administration de 15 gr. d'huile de ricin et d'une goutte d'huile de croton.

5 *heures*. T. R. 37°, 8. — 6 *heures*. T. R. 37°, 7. — 7 *heures*. T. R. 37°, 6.

8 *heures*. P. 100, un peu intermittent ; T. R. 37°, 4. Légères secousses dans le côté droit. La malade est constamment couchée sur e côté gauche. Respiration embarrassée, bruits trachéaux, fume la pipe.

9 *heures*. T. R. 37°,5. — 10 *heures*. T. R. 37°,3. — 11 *heures*
T. R. 37°, 2. — *Minuit*. 37°,2. Régurgitations aqueuses. *Morte à
une heure du matin.*

La *rigidité cadavérique* a été constatée à quatre reprises différentes. Elle s'est montrée à peu près en même temps des deux côtés,
mais constamment moins forte à droite qu'à gauche et notablement
moins marquée aux membres inférieurs qu'aux supérieurs.

AUTOPSIE, *le 9 mai, à dix heures du matin.* — *Thorax.* Adhérences assez nombreuses des deux poumons; quelques-unes en arrière et à droite. Teinte ardoisée générale des poumons (le droit,
355 gr., le gauche 340 gr.). *Cœur* (sans le péricarde et lavé) 285 gr.
Hypertrophie concentrique du ventricule gauche (2 cent., 3). Pas
de sang ni de caillots. Un peu de sang fluide dans le ventricule
droit qui est petit. Rien aux valvules. Tissu du cœur décoloré, mou
et friable. *Aorte.* Nombreuses plaques graisseuses disséminées. Plaque calcaire à l'origine de l'artère sous-clavière gauche. Plaques
graisseuses sur l'aorte thoracique, quelques dépôts calcaires au-dessus de la bifurcation.

Abdomen. Œsophage, estomac, pancréas, rate (95 gr.,) sains.
Foie, (950 gr.,) pas de calculs; cirrhose au début. *Rein* gauche
105 gr. — R. droit, 100 gr. Les bords des pyramides sont confus.
La substance corticale est un peu pâle. *Vessie* dilatée, nombreuses
arborisations bleuâtres, surtout au voisinage du col. — Utérus
normal.

Tête. Os et dure-mère, rien de particulier. Pas d'injection de
la pie-mère. Les *artères* de la base offrent de nombreux dépôts
athéromateux sans défilés ni obstructions.

Hémisphère droit. Les membranes enlevées laissent voir la substance grise avec son aspect habituel. Çà et là on découvre des *anévrysmes miliaires*, les uns jaunes, petits; les autres plus gros, entourés d'un épanchement. On peut compter *une vingtaine de ces
anévrysmes* sur la moitié postérieure. Il en existe aussi en avant,
mais en moins grand nombre. A la coupe, *anévrysme miliaire* dans
le noyau extra-ventriculaire du corps strié. Au niveau de l'extrémité

antérieure du ventricule latéral, en avant du corps strié, *cicatrice dure, fibreuse, blanchâtre (ramollissement ancien)* (1).

Hémisphère gauche. On observe à la périphérie une certaine quantité *d'anévrysmes miliaires*, mais plus discrets qu'à droite. L'un des plus volumineux siége sur le bord supérieur de l'hémisphère. A la base des circonvolutions de l'insula, on aperçoit extérieurement quatre petites plaques lenticulaires, d'un rose violet, qui, incisées, répondent à des foyers *d'apoplexie capillaire.* Des coupes faites de distance en distance mettent à jour d'autres anévrysmes, placés à la limite de la substance grise. — Enfin à l'extrémité postérieure de la *face interne* du *lobe occipital*, on trouve un *foyer hémorrhagique* ancien : cicatrice *jaune, ocreuse*, mesurant 3 centimètres sur 2 et n'affectant que la substance grise.

Pédoncules cérébraux, sains. — *Protubérance annulaire.* Dé-

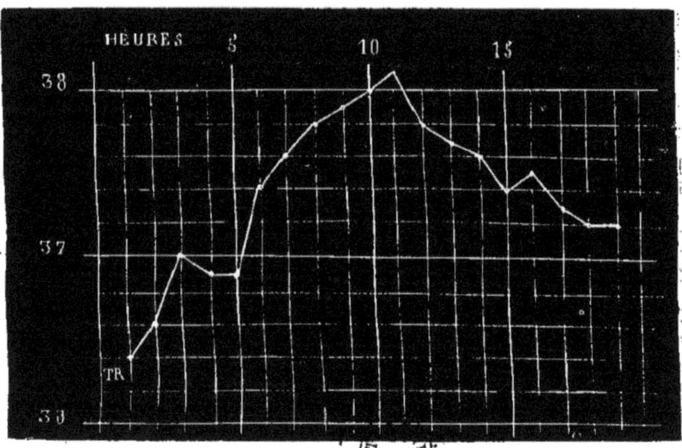

FIG. 10. — Chaque ligne verticale répond à une heure.

pouillée de ses enveloppes, elle apparaît volumineuse, arrondie, comme distendue d'une façon uniforme. Une coupe, pratiquée transversalement sur la partie médiane, sépare en deux un *foyer hémorrhagique*, occupant presque toute l'épaisseur de la protubé-

(1) Nous avons encore là un nouvel exemple de la réunion, chez le même sujet, du ramollissement et de l'hémorrhagie du cerveau.

rance. Il mesure de droite à gauche, deux centimètres et demi, de haut en bas un centimètre et demi ; d'avant en arrière un centimètre environ. Ce foyer est rempli par du sang noir, coagulé. Les parois, lavées par un filet d'eau, offrent des lambeaux qui flottent et circonscrivent un foyer ovoïde, limité par une couche de substance nerveuse ayant 9 millimètres en avant à droite, six à sept à gauche. En arrière, vers le quatrième ventricule, la couche restant de la protubérance a environ 2 à 3 millimètres d'épaisseur. Sur les côtés l'épanchement s'étend un peu plus sur le pédoncule cérébelleux moyen droit que sur le gauche. Une série de coupes faites sur la protubérance et sur le cervelet font découvrir plusieurs *anévrysmes miliaires*.

Tandis que nous trouvons chez cette malade l'*abaissement initial* de la température (36°,4 une heure après l'attaque), et durant 3 heures une *période stationnaire* (37°, 36°,9), nous voyons la *période ascendante* offrir une irrégularité tout à fait extraordinaire. En effet, après avoir gagné, quoique avec lenteur, 38°,1 (onzième heure de la maladie), la température décline ensuite peu à peu de telle sorte que, au moment de la mort, elle n'est plus qu'à 37°,2 ou, en d'autres termes, au chiffre normal. C'est la seule exception, à notre connaissance, qui se soit présentée, au moins *dans les cas à évolution rapidement mortelle.* Car, lorsque la mort a lieu à une époque relativement très-éloignée du début, on rencontre parfois, quoique cela soit rare, une diminution de la température centrale qui, après s'être élevée assez haut, redescend et oscille pendant quelques jours autour de 38° (*période stationnaire*), pour remonter enfin à 40° et au-dessus aux approches de la mort (*période ascendante*).

Si l'on jette un coup d'œil sur les symptômes précurseurs de la mort, on n'y découvre rien de frappant. S'il y avait eu des signes de syncope, on pourrait y voir, à la rigueur, la cause de cette anomalie thermométrique. Faut-il invoquer une paralysie du bulbe, consécutive à la compression que l'épanchement a pu exercer sur cet organe ? Cette explication n'est guère admissible, et les observations I et VIII viennent la combattre. En effet, dans ces observations, le foyer hémorrhagique occupait la protubérance ou l'un des pédoncules cérébelleux et, malgré cela, la température terminale a été considérable. L'état du cœur, dont le tissu était mou, friable, graisseux, ne nous fournit pas non plus une explication satisfaisante, parce que ces lésions cardiaques ont été constatées chez d'autres malades, sans qu'il y ait eu d'abaissement final de la température. A notre avis, la raison la plus plausible de ce phénomène peut être trouvée dans l'extension probable de l'hémorrhagie de la protubérance dans le pédoncule cérébelleux moyen.

IV. Température terminale.

Dans les pages qui précèdent, nous avons passé successivement en revue : 1° l'abaissement initial de la température ; 2° la période stationnaire ; 3° la période ascendante ; nous devons, afin de ne point laisser de lacune, insister sur deux autres points, à savoir l'élévation considérable de la température au moment même de la mort et dans les instants qui la suivent. C'est là, du reste, une particularité qui ne semble pas avoir échappé à Portal.

Ce médecin raconte l'histoire d'un avocat qui succomba à une attaque d'apoplexie, et il ajoute : « A peine fut-il *mort* que la pâleur du visage diminua et qu'il devint, dans l'espace de deux ou trois heures, d'un rouge cramoisi ; *la chaleur du corps devint plus vive qu'elle ne l'avait été dans les derniers moments de la vie et elle était si considérable vingt-quatre heures après la mort* que je crus différer au lendemain l'ouverture du corps... Il n'est pas rare, poursuit-il, de trouver le corps des apoplectiques très-chaud vingt-quatre heures après la mort, et plus tard, même pendant l'hiver ; c'est une observation que Morgagni a déjà faite et dont je me suis convaincu plusieurs fois » (1).

Enfin, dans l'article qu'il intitule « *Résultat de l'ouverture des corps,* » il revient encore sur ce sujet : « Le corps des apoplectiques, dit-il, conserve longtemps la chaleur après la mort ; quelquefois même paraît-elle pendant quelque temps plus intense que pendant la vie, que le visage soit rouge ou pâle ; elle s'éteint ensuite insensiblement, selon que le corps est plus ou moins exposé à l'air froid, et plus ou moins vite dans les parties éloignées du cœur et qu'elles contiennent moins de sang. » (*Loc. cit.,* p. 329).

Il serait puéril de combattre certaines opinions contenues dans les passages que nous avons transcrit ; ce qui nous suffit, c'est la constatation de la persistance de la chaleur du corps des apoplectiques à l'époque de la mort, phénomène qui doit maintenant nous arrêter. Après avoir relaté une observation où cette élévation

(1) *Loc. cit.,* page 4.

terminale a été assez nette, nous résumerons un certain
nombre de faits sous forme de tableau.

OBSERVATION X.

HÉMORRHAGIE RÉCENTE. — FOYERS HÉMORRHAGIQUES ANCIENS.

*Hémiplégie gauche ancienne. — Nouvelle attaque apoplectique.
— Mort. — Trois foyers ocreux dans l'hémisphère droit; —
cicatrice dans l'hémisphère gauche. — Hémorrhagie récente
dans le pédoncule cérébelleux moyen gauche. — Nombreux
anévrysmes miliaires. — Dégénérations secondaires. — Rigidité
cadavérique. (Observation personnelle.)*

Soign... Pierrette, 50 ans, mariée; admise à la Salpêtrière le
17 juin 1867, est entrée le 20 fév. 1868 à la salle Cécile, n° 18. —
Son admission à l'hospice a été motivée par une *hémiplégie* du côté
gauche; de plus, la main droite était très-affaiblie, car la malade s'en
servait à peine. On ne sait à quelle époque remontent ces accidents. —
Elle est gâteuse, se salit avec ses excréments, est toujours confinée
au lit, se dispute souvent avec ses voisines, bien qu'elle ait de la
difficulté à s'exprimer. C'est à la suite d'une de ces altercations
où l'on suspectait, devant elle, la fidélité de son mari, qu'elle a eu, le
19 février au soir, une *attaque* assez mal caractérisée. Au dire des
personnes qui l'ont vue, elle n'aurait pas perdu connaissance (?);
elle était très-agitée, et cette agitation a disparu peu à peu, à la
suite d'applications répétées de sinapismes aux jambes et aux cuisses.
Le reste de la nuit a été assez calme. S... paraissait dormir d'un
sommeil profond.

Le 20 février, l'excitation reparaît plus intense durant quelques
heures: la respiration est bruyante, la face rouge, injectée. Ces
phénomènes, quoique plus marqués que de coutume, ne furent pas
signalés par les gens du service; ses colères habituelles, et l'origine
toute spéciale de la dernière, expliquent en partie cette fausse sécu-
rité. Toutefois, le soir, les phénomènes ayant augmenté, l'interne

de garde est appelé : se fiant trop lui-même à des renseignements insuffisants, il prescrivit un julep avec de l'acétate d'ammoniaque et de l'éther. Nuit tranquille.

21 *février*. Mais, ce matin à 5 heures, l'agitation reparaît, plus forte que jamais ; la figure est rouge, injectée, couverte de sueur. La malade parle par intervalles, sans qu'il soit possible de comprendre ce qu'elle dit. Cependant au moment des crises, la parole est plus distincte ; alors aussi la *tête* et les *yeux* qui sont constamment tournés vers la *droite*, se dévient davantage. Les paupières sont fermées ; si on les écarte, on remarque du *nystagmus*. Bouche entr'ouverte ; traction de la commissure labiale droite. Respiration précipitée, bruyante, avec production de salive qu'elle avale bruyamment et souvent. Par intervalles, respiration stertoreuse, tantôt un peu lente et s'accompagnant d'un calme relatif ; tantôt précipitée, avec retour de l'agitation, et torsion exagérée de la tête à droite. A ce moment encore, le membre supérieur droit s'étend et se raidit, la main se fléchit à demi sur le poignet ; le membre supérieur gauche, anciennement paralysé et qui est d'ordinaire dans l'extension, devient plus rigide et se colle contre le tronc ; les doigts exécutent parfois des mouvements giratoires et de flexion et sont pris de secousses qui se succèdent rapidement.

Les *membres inférieurs* sont dans l'extension, les pieds placés comme dans le pied bot équin. On ne peut fléchir le genou gauche ; le droit cède assez facilement. Par le pincement et le chatouillement, pas de mouvements réflexes. — La température est élevée partout, principalement aux pieds et aux mains qui sont également chauds.

A l'auscultation, râles ronflants en avant ; — en arrière, on ne perçoit que le retentissement des râles trachéaux. — Le bord libre des lèvres est desséché ; dépôts noirâtres sur les gencives ; la malade ne demande pas à boire ; ni vomissements, ni garde-robes. — Rien aux fesses, si ce n'est un *état lichénoïde, généralisé, avec coloration violacée,* ainsi que cela a lieu chez les gâteuses. T. R. 41°,4. — Elle succomba à midi, après avoir eu, pendant quelque temps, un *tremblement convulsif permanent* dans la main et le bras du *côté droit.*

État de la rigidité cadavérique. — 21 *fév.* 5 h. du soir. *Membre supérieur droit* : rien à l'épaule; rigidité très-considérable au coude, moins forte au poignet ; tous les doigts, moins le 5e, sont fléchis et raides. *M. sup. gauche* : Rien à l'épaule, au coude et au poignet. Les doigts sont assez fortement fléchis, mais on parvient à les étendre. *M. inférieur droit* : raideur légère de la hanche et du genou, rigidité très-prononcée de l'articulation tibio-tarsienne. Tous les orteils sont fléchis, mais peuvent s'allonger aisément. *M. inf. gauche* : rien à la hanche ; genou raide; légère raideur du cou-de-pied ; les orteils s'étendent moins difficilement qu'à droite.

En résumé, *rigidité* beaucoup plus accusée à droite qu'à gauche.

22 *fév.* Onze heures. M. sup. droit : rigidité très-prononcée. M. Sup. gauche, flasque.

M. Inférieurs. Pas de différence bien sensible.

4 heures : M. sup. droit: rigidité nulle à l'épaule, médiocre au coude, assez forte au poignet et aux doigts. — M. Sup. g. : flaccidité complète.

M. Inf. droit : raideur assez forte de la hanche, moindre au genou ; rigidité du pied — M. Inf. g.: rigidité presque complète. — Tandis que la rigidité persiste à droite, elle a pour ainsi dire tout à fait disparu à gauche.

8 heures. — Rigidité nulle à gauche; encore un peu de raideur dans le coude, les doigts g., le genou, à droite.

23 *fév.* 8 h. du matin : rigidité nulle.

AUTOPSIE *le* 23 *fév. à* 9 *heures* — *Thorax* : Adhérences au niveau du sommet des poumons et sur les bords. Emphysème. — *Congestion* à la base du *poumon droit.* Pas de trace d'hépatisation. — *Cœur* : Surcharge graisseuse du péricarde et du cœur. — Pas d'épanchement dans la cavité péricardique ; point d'adhérences. — Le cœur lavé et débarrassé du péricarde pèse 440 gr. Valvules saines à droite.—Légère insuffisance des valvules aortiques.—Hypertrophie du ventricule gauche ; cavité normale. La valve antérieure de la valvule mitrale est athéromateuse, mais assez souple. — Pas de caillots. Plaques graisseuses sur l'aorte. *Abdomen : Estomac,* hypertrophie des glandes. — *Foie,* 780 gr., tissu un peu mou, pâle, *calculs biliaires.* — *Reins,* sains; le droit pèse 115 gr.; le gauche, 105.

Tête. — Rien dans le *péricrâne*; *os* minces, dure-mère, sinus, rien. — Pas d'injection de la pie-mère. Les *artères* ne présentent que quelques plaques athéromateuses. *Cerveau.* La substance grise des circonvolutions, contient des deux côtés, un grand nombre d'*anévrysmes miliaires,* les uns ayant leur paroi intacte, les autres, rompus, sont entourés de sang.

Hémisphère droit. — Dans le ventricule latéral, immédiatement au-dessus de la queue du corps strié et de la couche optique, on voit : 1° une *cicatrice ocreuse* foncée, résistante, dure au toucher. De cette cicatrice jusqu'au bord supérieur de la paroi externe, s'étend une membrane celluleuse, assez épaisse, légèrement soulevée, parcourue par quelques vaisseaux, moins nombreux que ceux qui existent sur la membrane ventriculaire gauche. 2° Un *foyer ocreux* de 1 centimètre, de longueur sur 5 millimètres de largeur, ovoïde, siégeant à l'extrémité antérieure du ventricule latéral droit. 3° Un autre *foyer,* plus petit, dans la substance grise de l'une des circonvolutions frontales ; à côté de lui, *anévrysme miliaire.* — Dans la substance grise des circonvolutions du lobe frontal, en avant du ventricule latéral, on découvre d'un coup, trois *anévrysmes miliaires* et trois autres dans les circonvolutions voisines de la scissure de Sylvius.

Hémisphère gauche. Dans le ventricule latéral, cicatrice brune, allongée, elliptique (15 millimètres sur 6 à 7), située à l'angle de séparation des cornes occipitale et frontale ; 2° plus loin, à la pointe occipitale, nouveau *foyer ocreux,* linéaire, intéressant uniquement la substance blanche. La substance grise environnante est parsemée de nombreux *anévrysmes miliaires.*

Pédoncule cérébral droit. Sur sa face inférieure, bande d'un gris foncé de 2 millimètres de largeur. — *Pédoncule cérébral gauche,* sain.

Protubérance. — La moitié droite est affaissée, déprimée comparativement à la moitié opposée. — Sur le *pédoncule cérébelleux moyen gauche,* on aperçoit, au-dessous de la pie-mère, un *épanchement de sang noir* coagulé qui, vu extérieurement, mesure 2 centimètres sur 5 millimètres. Une incision pratiquée suivant le grand axe de ce foyer, montre qu'il a une profondeur de 2 centimètres et demi. Les bords sont irréguliers. (*Hémorrhagie récente*). — A la coupe du *cervelet, anévrysmes miliaires.*

La *pyramide antérieure droite* est réduite à une mince bandelette grise ; la gauche est saine.

L'un des petits foyers hémorrhagiques dont nous avons parlé, examiné au microscope, se composait : 1° d'une gaîne enveloppante, offrant un grand nombre de noyaux qui se coloraient par le carmin, 2° d'un anévrysme. Le sang était épanché entre l'anévrysme et cette gaine enveloppante.

Épaule gauche (côté paralysé d'ancienne date). Il y a autour du col de l'humérus, une *synovite* très-prononcée qui n'existe pas à droite, avec tuméfaction villeuse et de nombreux vaisseaux distendus et anastomosés. La synoviale, dans son épaisseur, contient de nombreux noyaux. Y avait-il, dans cette jointure, des douleurs durant la vie? On ne sait.

Relevons, au préalable, deux détails secondaires. Chez cette malade, l'hémorrhagie occupait le pédoncule cérébelleux moyen, et partant, du côté des poumons, nous aurions dû trouver, d'après les expériences très-claires de M. Brown-Séquard, des foyers d'apoplexie pulmonaire. Or, nous n'avons découvert aucune lésion de ce genre. Il y avait, à la vérité, de l'emphysème, mais il était probablement antérieur à l'hémorrhagie. L'existence de *mouvements convulsifs* s'explique par le siége du foyer. On sait, en effet, ainsi que M. Charcot l'a rappelé dans ses leçons, qu'il survient des convulsions lorsque les pédoncules, la protubérance et le bulbe sont déchirés.

Chez cette malade, la température terminale était à 41°, 4. Pour rendre plus facilement saisissables les résultats que nous possédons sur ce point, nous les résumons dans le tablau suivant :

NOMS DES MALADES.	TEMPÉRATURE.	MOMENT OU ELLE A ÉTÉ PRISE.	NOMS DES OBSERVATEURS.
Marq... (obs. I). .	40°,2	1/4 d'h. après la mort.	Bourneville.
Den... (obs. II). .	41°,2	4 heures avant la mort.	Id.
Thom... (obs. IV).	40°,6	Quelq. min. avant la m.	Lépine.
Hub... (obs. VI)..	42°,6	1/2 heure après la mort.	Bourneville.
Lem... (obs. VII).	41°,4	1/2 heure après la mort.	Id.
Moug...(obs. VIII)	41°,6	4 heures après la mort.	Id.
Hut... (obs. IX). .	37°,1	Aussitôt après la mort.	Id.
Soig... (obs. X). .	41°,4	2 heures avant la mort.	Id.
Leisin... (obs. XI).	42°,3	Aussitôt après la mort.	Id.
Lucat.	42°,8	Idem.	Michaud.
Dargot. :	42°	Idem.	Id.
Pernot.	44°,6	Idem.	Id.
Colinet.	42°,4	Idem.	Id.
Buyck..	41°,4	2 heures après la mort.	Lépine.
Humé.	41°,8	6 heures avant la mort.	Id.
Potron.	42°,4	Aussitôt après la mort.	Id.
Mathé.	41°,6	3/4 d'h. avant la mort.	Joffroy.

Il résulte de ce tableau que toujours, à part le cas de Huteau, on a constaté, soit dans les heures qui précèdent la mort, soit surtout *à l'instant de la mort ou quelques minutes après*, une élévation considérable de la température : c'est le point maximum de la période ascendante (1). Bientôt d'ailleurs la température s'abaisse, et dans un

(1) Dans les cas qui se terminent très-promptement par la mort, et que l'on désigne sous le nom d'apoplexie foudroyante, la température demeure basse. En voici deux exemples : 1° Mogl... est frappée d'apoplexie à 5 heures trois quarts. A 6 heures un quart, on note T. R. 36°,4. Mogl... meurt à 7 h. 45 m. A 8 h. 5 m., T. R. 36°,4 (Hallopeau). — 2° Bot..., en proie à une attaque apoplectique à 2 heures et demie environ ; à 3 heures, T. R. 36°,8. Elle succombe à 8 heures : T. R. 37°,4 (Charcot). — Le même phénomène, abaissement persistant de la température, s'observe aussi dans le cas de foyers hémorrhagiques se succédant rapidement, ainsi que l'observation III nous en fournit la preuve.

temps variable, en rapport avec les conditions dans lesquelles est placé le cadavre, et avec l'état de l'atmosphère, elle se met de niveau, ainsi que nous allons le voir, avec celle du milieu ambiant.

V. Température *post mortem*.

L'opinion émise naguère par Portal et que nous rappelions il y a un instant était basée sur un mode d'exploration peu précis : le contact de la main avec le cadavre. Néamoins, il avait permis à cet auteur de constater que le corps des apoplectiques conserve, pendant un temps assez long après la mort, un certain degré de chaleur. Plusieurs de nos observations renferment, à cet égard, quelques indications. Avant de les résumer, nous allons rapporter une observation qui nous fournira les premiers renseignements.

OBSERVATION XI.

HÉMORRHAGIE CÉRÉBRALE RÉCENTE. — FOYER ANCIEN.

Epilepsie. — Attaque apoplectique ancienne. — Nouvelle apoplexie. — Etat de l'intelligence, de la motilité et de la sensibilité. — Marche de la température. — T. terminale et post mortem. *— Résultats de l'autopsie* (obs. pers.).

Leising... (Antoine), 59 ans, cordonnier, est entré le 15 avril 1871 à l'hôpital de la Pitié, salle Saint-Michel. n° 22 (service de M. MOLLAND). D'après la fille du malade, celui-ci serait sujet à des accès d'*épilepsie* revenant tous les deux mois environ, à des maux de tête et à des étourdissements. Il aurait eu aussi, il y a quelques années, une *attaque apoplectique* dont il se serait tout à fait remis. **Enfin**, le 12 avril, serait survenue une nouvelle *attaque d'apoplexie*.

État actuel (15 avril, soir). La *parole* est assez libre. Le malade répond d'une façon sensée aux questions simples. Ainsi, il dit avoir été pris il y a quatre jours, avoir souvent mal à la tête, symptôme dont il se plaint encore aujourd'hui : l'*intelligence* n'est donc pas abolie.

Paralysie faciale gauche incomplète, intéressant les lèvres et la joue : le malade ne peut siffler ; la commissure labiale droite est tirée en dehors. Les pupilles sont égales. — La face et les yeux sont dirigés vers la droite. — Le *membre supérieur gauche* se maintient soulevé. Les doigts sont flasques et serrent à peine. La sensibilité est obtuse. — Le *membre inférieur* correspondant se fléchit assez bien sous l'effort de la volonté, mais ne peut s'allonger ; il offre de la *rigidité* au genou et à la hanche. — Purgatif.

16 *avril*. Pouls à 92 ; T. R. 39°,2. La direction de la face, qui est rouge et chaude, n'a pas changé. Le cou est un peu roide. Soulevé, le membre supérieur gauche retombe inerte. Le coude et surtout l'épaule sont roides, les doigts sont toujours flasques. Le membre inférieur gauche, en raison de la contracture est dans la demi-flexion. Le malade est impuissant à le mouvoir. — Café ; ventouses scarifiées à la nuque (100 gr. de sang).

Soir. P. 120 ; T. R. 39°,5. La parole est plus embarrassée.

17 *avril.* P. 120 ; R. 24 ; T. R. 39°,3. La peau est chaude et sudorale.

Soir. P. 132 ; R. 32 ; T. R. 39°,5. Tendance marquée à l'assoupissement. Leis... allonge cependant la langue lorsqu'on le lui ordonne, et on obtient encore de lui quelques réponses plus ou moins vagues. La face et les yeux sont toujours déviés du côté droit. Les plis du front et des paupières sont les mêmes. Le sillon naso-labial gauche est effacé, le droit plus accusé qu'à l'état sain. La moitié gauche des lèvres, ainsi que la joue correspondante, sont paralysées. En somme, la paralysie faciale affecte surtout la partie inférieure de la moitié gauche. — Le cou est roide. — La situation des membres n'est pas modifiée. Quand on essaie d'étendre la jambe gauche, ce que la contracture rend difficile, le malade pousse des cris. — La sensibilité, très-obtuse dans la moitié gauche du corps, est conservée dans la droite. Miction et défécation involontaires.

18 *avril.* P. 68, petit, irrégulier ; R. ronflante, pénible, à 64 ; T. R. 41°,2. — La face, toujours déviée à droite ainsi que les yeux, est inondée de sueur qui perle en grosses gouttes. Les pupilles sont égales et normales. Partout la peau est chaude et moite. Le cou est devenu plus roide. Les *membres supérieurs et inférieurs* sont flasques ; ceux-ci sont cyanosés et conservent une position légèrement fléchie. — La sensibilté paraît tres-obtuse. — Coma. — Rien aux fesses. — Une selle hier soir.

Mort à une heure et demie. Un thermomètre à maxima est alors placé à demeure dans le rectum ; à 3 heures, il enregistrait 42°,3. — A 4 heures et demie, c'est-à-dire 3 heures après la mort, T. R. 41°,6.

Autopsie *le 20 avril.* — *Encéphale*, 1220 gr. Les *artères* de la base présentaient quelques taches athéromateuses.

Hémisphère gauche. Il pèse 20 grammes de moins que le droit. — Quelques-unes des circonvolutions présentent un léger piqueté. — Au niveau de la *pointe du prolongement occipital du ventricule latéral*, on découvre un *ancien foyer ocreux* qui vient faire saillie entre les circonvolutions de l'extrémité postérieure de l'hémisphère sous forme de *cicatrice plissée.*

Hémisphère droit. Il n'y a pas de sang dans le ventricule latéral. Sur la *queue du corps strié* on voit une plaque noire d'un centimètre de longueur sur trois d'épaisseur et répondant, comme nous allons le voir, à un foyer hémorrhagique. Les circonvolutions n'offrent rien de particulier. — Une coupe transversale, pratiquée à un centimètre et demi en avant de la couche optique, fait voir dans le *centre ovale* et à cinq millimètres au-dessus du bord supérieur du noyau extra-ventriculaire du corps strié, un *foyer hémorrhagique linéaire* ayant un centimètre de longueur. Une coupe faite au niveau de la partie moyenne de la couche optique tombe en plein sur le foyer qui, à cet endroit, a détruit à peu près toute la partie extra-ventriculaire de la *couche optique*, transformée pour ainsi dire en une espèce de coque.

Cervelet et isthme (145 gr.), sains.

Thorax. — Quelques adhérences au sommet des deux poumons. *OEdème* considérable et congestion de toute la moitié postérieure du poumon *gauche*, en particulier du lobe supérieur. — Congestion légère de la moitié postérieure du poumon *droit*; pas d'œdème. — *Péricarde*, rien; pas de surcharge graisseuse du cœur, dont le tissu est pâle et friable. Pas de lésions valvulaires. Coloration vineuse, partielle, de l'oreillette gauche. Ventricule gauche distendu par des caillots; parois un peu épaissies. Poids, 520 gr.

Abdomen. — Coloration ardoisée générale de la muqueuse de l'*estomac*, avec quelques *taches ecchymotiques rosées*, dans le grand cul-de-sac. — *Foie,* 1220 gr., à peu près normal; pas de calculs. — *Rate*, saine, 160 gr. — *Rein gauche*, 100 gr.; substance corticale très-pâle; *rein droit*, 100 gr.; plusieurs petits kystes superficiels; anémie. — *Vessie*, distendue par l'urine; muqueuse pâle.

La déviation de la face et des yeux à droite, c'est-à-dire du côté de la lésion encéphalique et la paralysie incomplète de la face à gauche, c'est-à-dire du côté paralysé, rentrent dans la règle. Il n'en est plus de même de la conservation partielle de l'intelligence, de la liberté de la parole, que l'on observait quatre et cinq jours après l'apoplexie. Ce sont là des symptômes assez rares et qui permettaient de supposer que le foyer cérébral n'était pas très-étendu. Nous ne ferons que mentionner la *contracture*, indice d'une lésion soit des corps opto-striés, soit des pédoncules cérébraux, et l'apparition de sueurs abondantes, symptôme fréquent dans l'agonie des apoplectiques.

Mais nous insisterons encore, de même que dans les observations antérieures, sur la marche de la *température*. Ici, deux des trois périodes thermométriques nous ont échappé : la période du début (abaissement), la période stationnaire (retour de la température au chiffre normal, oscillations entre 37°,5 et 38°,5). Nous n'avons eu que la fin de cette seconde période et le commencement de la troisième (période ascendante). Les deux jours qui ont suivi l'entrée du malade à l'hôpital (4° et 5° jour après l'attaque), le thermomètre enregistrait 39°,3 et 39°,5. Le sixième jour après l'apoplexie, nous trouvions 41°,2, chiffre très-élevé par rapport à celui de la veille et, peu après la mort, nous avions 42°,3. Ce que nous possédons de la courbe thermométrique confirme pleinement les données connues. Dans ce cas, du reste, nulle complication viscérale ne peut être invoquée pour expliquer cette élévation notable de la température. Un thermomètre placé à demeure dans le rectum, au moment de la mort, marquait, avons-nous dit, 42°,3 une heure et demie plus tard. A partir de ce moment, la chaleur a diminué et, au bout d'une heure et demie, c'est-à-dire *trois heures après le décès*, la température était encore à 41°,6 (le cadavre était resté dans la salle, mais avait été découvert plusieurs fois) (1).

(1) Au point de vue *anatomo-pathologique* nous avons à relever plus particulièrement les deux points suivants : 1° L'existence d'un *ancien foyer*, siégeant au niveau de l'extrémité postérieure de l'hémisphère gauche, cause de l'attaque apoplectique que le malade a eue il y a plusieurs années. La situation de ce foyer explique bien comment la guérison a pu être complète sans laisser de trace de paralysie, sans toucher l'intelligence d'une manière sérieuse. — 2° Le *foyer récent* (couche optique droite) rend compte aussi des différents symptômes sur lesquels nous avons attiré l'attention : contracture et paralysie des membres du côté gauche, déviation de la face et des yeux vers la droite, conservation partielle de l'intelligence, etc.

Passons rapidement en revue les indications que nous fournissent nos autres observations. Dans la première, un quart d'heure après la mort, la température rectale était à 40°,2 ; une heure plus tard (cinq quarts d'heure après la mort), elle n'avait baissé que de 4 dixièmes de degré. — Dans l'observation III, deux heures après la mort (avril), la diminution n'était que d'un degré. — Dans l'observation VII, la température, au bout d'une heure, était d'un degré inférieur à celle qui avait été notée au moment de la mort (novembre). — L'observation VIII est plus instructive :

4 heures après la mort.	T. R. 41°,6	Le corps est resté	
6 — —	T. R. 41°,4	dans la salle.	
7 — —	T. R. 38°,4	Le corps est à	
9 — —	T. R. 35°,6	l'amphithéâtre.	
11 — —	T. R. 32°		
12 — —	T. R. 30°		
14 — —	T. R. 27°		
16 — —	T. R. 26°		

Dans ce cas, le corps a conservé une température élevée, puisque, quatre heures après le décès, elle était encore à 41°,6. D'autre part, le corps s'est mis lentement en équilibre de température avec le milieu ambiant, puisque, en deux heures, la température a diminué seulement de 2 dixièmes de degré. Ces deux phénomènes principaux se retrouvent aussi dans les faits précédents. Toutefois, il arrive un instant où le refroidissement s'opère plus vite. Le tableau ci-dessus en donne la preuve, car, de la sixième à la septième heure après la terminaison fatale, la température s'est abaissée de trois degrés et, dans les trois heures suivantes, de 2°,8 (1).

Ces notions sur la température après la mort n'ont qu'un intérêt secondaire, aussi ne les reproduisons-nous qu'à titre de document. En effet, pour obtenir une conclusion positive, il faudrait avoir un plus grand nombre d'explorations thermométriques avant la mort et dans les heures qui la suivent, non-seulement pour l'hémorrhagie cérébrale, mais encore pour d'autres maladies (2).

VI. — Température dans les cas qui guérissent.

Jusqu'à présent nous avons suivi la température dans les cas aboutissant à la mort dans un temps assez restreint. Il y a donc toute une série de cas que nous avons négligée, à savoir ceux qui guérissent. Ce n'est pas, cependant, que nous ignorions combien il serait important de savoir de quelle façon la température se comporte en pareille circonstance.

Lors de notre internat dans le service de M. Charcot (1868), nous avions noté avec soin la température chez toutes les apoplectiques amenées dans les salles de l'infirmerie. Un certain nombre d'entre elles ont guéri de leurs accidents aigus, tout en restant pour la plupart

(1) Voyez, page 83, les températures enregistrées chez une femme morte d'une affection cardiaque.

(2) Chez les malades qui succombent à *l'érysipèle*, on observe immédiatement *avant* et *après* la mort une élévation considérable de la température. Dans un cas, Eulenburg a trouvé 43°,6 (*De la température dans l'érysipèle avant et après la mort*, traduction par E. Teinturier, *in Mouvement médical*, 1869, p. 490).

hémiplégiques. Comme il s'agissait le plus souvent de personnes âgées, il était évident que, dans un temps plus ou moins éloigné, nous devions avoir la vérification du diagnostic porté à l'époque de l'apoplexie. Malheureusement, la guerre a éclaté et est venue jeter le désarroi dans tous les services, de sorte que beaucoup de nos anciennes malades ont disparu. Aussi ne possédons-nous aucune observation véritablement probante. La seule que nous ayons est, en effet, loin d'être parfaite. Nous la donnons telle qu'elle, parce qu'elle nous semble établir une sorte de transition entre les cas qui se terminent par la mort après une courte période stationnaire et ceux qui guérissent.

OBSERVATION XII.

HÉMORRHAGIE CÉRÉBRALE ; FOYER EN VOIE DE GUÉRISON.

Excès de boisson. — Attaque apoplectique (19 mai). — Hémiplégie gauche. — État le 23 mai. — Retour de la température au chiffre normal. — Frissons : élévation nouvelle de la température. — Pneumonie à droite. — Eschare. Mort : température. — Résultats de l'autopsie. — Foyer sanguin en voie de cicatrisation.

Dur... Pierre Fr., âgé de 51 ans, tanneur, est entré le 23 mai 1871, à l'hôpital de la Pitié, salle Saint-Michel, n° 13 (service de M. Nolland). *Excès de boisson* habituels. Pas d'étourdissements ni d'épistaxis. Bruits du cœur normaux. D... a eu, le 19 mai, une *attaque apoplectique graduelle*, durant laquelle la perte de connaissance n'aurait pas été absolue.

État actuel (23 mai, soir). P. 100, assez fort, un peu vibrant ; R. 20 ; T. R. 39°,1. Décubitus dorsal. Pas de déviation notable des yeux ni de la face. Pupilles et conjonctives normales. Plis frontaux, les mêmes des deux côtés. La joue gauche est plus flasque que la droite. Le malade fume un peu la pipe. De cet ensemble de symptômes, il ressort que la paralysie de la face est très-incomplète et n'intéresse que la partie la plus inférieure de cette région. La langue, saburrale, est fortement tirée vers la gauche. Il n'y a pas de raideur du cou. — La *parole*, d'abord embarrassée, devient de plus en plus libre, à mesure que l'interrogation se poursuit. Les réponses, aux questions simples, sont assez nettes ; mais abandonné à lui-même, le malade s'assoupit presque sur-le-champ. L'intelligence est d'ailleurs affaiblie.

Hémiplégie à gauche. Membre supérieur : complètement flasque ; le pincement et le tiraillement des poils, ne sont pas perçus, soit comme contact, soit au point de vue de la douleur. Ces excitations produisent des mouvements réflexes assez accusés. La *main gauche* est *plus chaude* que la droite.

Membre inférieur. Lorsqu'on l'a fléchi, il conserve sa position et le malade arrive à l'allonger, aidé du reste dans ses efforts par le poids du membre : il est donc moins inerte que le membre supérieur correspondant. Le pincement, etc., n'est pas mieux perçu qu'au bras et produit des mouvements réflexes, non-seulement dans le membre même, mais aussi dans les autres : D..., dit alors qu'il a un *frisson*, le genou gauche est plus chaud que le droit.

A *droite*, la motillité et la sensibilité sont conservées. — D... cherche à se lever, prétendant qu'on ne prend pas de force en restant au lit. — Huile de ricin, 40 gr., sinapismes.

24 mai. P. 60, régulier ; T. R. 38°,7. Le malade a essayé plusieurs fois de se lever pendant la nuit dernière. On le maintient à l'aide de planches. Dès qu'on le laisse à lui-même, il s'assoupit et ronfle. Raideur assez forte du cou. On note, aux membres paralysés, les changements suivants : le pincement et le tiraillement des poils, exercés à gauche, sont rapportés par le malade aux régions correspondantes droites, même pour le bras et la face. Rien aux fesses. En raison de la persistance de l'assoupissement, prescription de sangsues derrière les oreilles.

Soir. P. 60 ; T. R. 39°,2. Les sangsues ont peu coulé. La face est toujours colorée ; l'assoupissement persiste. Les paupières sont habituellement fermées et il semble que le malade éprouve quelque difficulté à les ouvrir. Pas de déviation de la face, etc. — D... se plaint de douleur dans la moitié droite de la tête. — Langue saburrale, moins déviée ; soif vive. Rougeur légère de la fesse gauche. — Pas de changement dans le membre supérieur gauche.

Membre inférieur gauche. Un peu de raideur dans la hanche. Le membre se maintient moins bien demi-fléchi. Au bout d'un temps assez long, après l'apparition des mouvements réflexes dus au pincement, D... dit qu'il vient de lui prendre une douleur dans la jambe ou la cuisse : il y a donc un retard notable dans la perception. Le chatouillement prolongé de la plante du pied donne lieu à des mouvements réflexes assez prononcés (flexion de la jambe sur la cuisse) ; peu après, le malade déclare qu'il vient d'avoir une douleur qu'il rapporte soit à la cuisse, soit au mollet. Au toucher, nous ne constatons pas de différence entre les deux moitiés du corps.

25 *mai.* P. 60 ; T. R. 37°,4. — *Soir.* P. 60 ; T. R. 37°,5. — La face est moins vultueuse. Les membres du côté *gauche* sont moites ; la main est en outre cyanosée. Raideur du cou. Pas de contracture des membres. La langue reste déviée à gauche, la déglutition est un peu gênée ; dans l'acte de boire, les lèvres fonctionnent aussi assez mal. — Lavement purgatif.

26 *mai.* P. 60 ; R. 36 ; T. R. 37°,6. Même état. La raideur du cou a disparu. — *Soir.* P. 56 ; T. R. 37°,6. L'assoupissement a diminué. Huile de ricin, 30 gr.

27 *mai.* P. 48 ; T. R. 36°,9. Le malade a eu plusieurs selles. Il est plus réveillé. — *Soir.* P. 56 ; T. R. 37°,4.

28 *mai.* P. 52 ; T. R. 37° à peine. — *Soir.* P. 54 : T. R. 37°,6. Il n'y a de contracture nulle part. — En somme, amélioration.

29 *mai.* P. 60 ; R. 48 ; T. R. 37°,4. Le malade est moins assoupi. A la face on n'observe qu'une légère traction de la commissure labiale droite et un peu d'inertie de la joue gauche qui se soulève à chaque inspiration. Pas de modification du membre supérieur gauche qui est toujours inerte, flasque. Même état du membre inférieur correspondant : la hanche est un peu raide.

30 *mai.* P. 56 ; R. 24 ; T. R. 37°,8. Plaque érythémateuse sur la fesse gauche, avec deux ou trois petites excoriations. — *Soir.* P. 64 ; T. R. 38°,8. Céphalalgie à droite. Urines involontaires depuis l'entrée à l'hôpital.

31 *mai.* P. 60 ; T. R. 39°. — *Soir.* — P. 66 ; T. R. 40°. La face et les yeux ont de la tendance à se porter vers la droite. Légère raideur de la hanche gauche. Le malade se plaint toujours beaucoup de sa tête, surtout de la moitié gauche. La face est un peu rouge. — Huile de ricin.

1er *juin.* P. 72 ; R. 36 ; T. R. 39°. — *Soir.* P. 56, sans intermittences ; T. R. 38°,8. Cet abaissement de la température tient sans doute à l'action du purgatif qui a été administré ce matin et a produit des selles abondantes, involontaires. L'érythème de la fesse est le même. — Incohérence dans les idées : D... veut se lever, aller chez lui : il marchera avec un bâton, dit-il. La *parole* est légèrement embarrassée.

2 *juin.* P. 72 ; T. R. 39°,8. Pas de contracture. Le malade aurait eu un *frisson* ce matin : tremblement, froid. (C'est le début de la *pneumonie.*) — *Soir.* P. 60 ; T. R. 39°,8. Langue épaisse, couverte d'un enduit brun, mais humide.

3 *juin.* P. 60 ; T. R. 39°. L'assoupissement a augmenté beaucoup depuis hier. — *Soir.* P. 60 ; T. R. 39°,6. Le malade a dormi toute la journée en ronflant ; il faut le secouer vivement pour le réveiller. Les membres du côté *gauche* sont flasques et moins frais que ceux du côté droit. La sensibilité y paraît obtuse ; le pincement et le chatouillement y déterminent cependant quelques mouvements réflexes. — Pupilles égales, contractiles ; bouche entr'ouverte. Nulle déviation de la face ou des yeux. Langue brunâtre, un peu sèche. Soulèvement épidermique sur la *fesse gauche* qui, en se rompant, a laissé à nu le derme excorié. Vésicatoire à la nuque, sinapismes.

4 *juin.* P. 120, petit ; R. 48 ; T. R. 41°. Coma profond ; respiration stertoreuse. La pupille gauche est très-étroite (2 à 3 millimètres), la gauche dilatée (6 à 7 millimètres), et *plus en dedans qu'en dehors.* La face regarde directement en avant. La raideur du cou n'a pas changé. Les membres sont flasques. Les lèvres, les dents, la

langue, sont couverts de mucosités brunâtres, sèches. A la place du soulèvement épidermique, on trouve sur la fesse gauche une large *plaque noire* de 5 centimètres de côté. — *Soir*. P. 120, petit, régulier ; R. 46, costale et diaphragmatique ; T. R. 41° après un temps long. Face inondée de sueurs des deux côtés. Mêmes différences entre les pupilles. Flaccidité des membres et du cou. — *Mort* le 5 juin à 1 heure du matin : T. R. 41°,4.

AUTOPSIE *le 6 juin. Tête. Péricrâne*, sain. — *Os* friables. Les veines de la *dure-mère* sont gorgées de sang ; les sinus renferment des caillots noirs, à part le *sinus latéral droit* qui contient un caillot en partie blanc. — Il existe çà et là des tractus celluleux entre les deux feuillets de l'*arachnoïde*. — L'*encéphale* pèse 1,200 gr.— Les *artères* de la base offrent de rares îlots athéromateux.

Hémisphère gauche (510 gr.). La *pie-mère*, finement injectée, s'enlève avec facilité. Les circonvolutions, le ventricule latéral, etc., ne présentaient rien de spécial.

Hémisphère droit (580 gr.) La *pie-mère* est à peu près partout injectée d'une manière assez notable. Au niveau de l'extrémité *postérieure* du *lobe sphénoïdal*, on voit une large plaque ecchymotique, d'une couleur vermillon, répondant à une sorte de foyer d'*apoplexie capillaire* ayant un centimètre et demi de hauteur sur cinq millimètres de largeur. Quand on détache la pie-mère en suivant l'artère sylvienne, on entraîne des fragments de la substance grise du lobule de l'insula.

On voit le *corps strié* bomber à la face externe du ventricule latéral. Dans les manœuvres nécessitées par l'examen, on a vu se produire, au-dessus de lui, une déchirure et apparaître entre les bords de celle-ci un *caillot*, d'une couleur *verdâtre*, sale. Toute la partie moyenne de la paroi ventriculaire est jaunâtre, annonçant qu'il y a plus profondément un foyer sanguin.

Une coupe verticale pratiquée sur l'hémisphère droit, immédiatement en avant de la tête du corps strié, fait voir, sur une grande étendue, le *caillot* dont nous avons déjà parlé. Ce *caillot* qui a deux centimètres de hauteur sur un centimètre et demi d'épaisseur et environ quatre centimètres de longueur, est déjà en voie de trans-

formation ainsi que l'indiquent sa couleur et sa résistance. Toute trace
de sérosité, autour de lui, a disparu. La substance blanche avoisi-
nante — comprise entre le caillot et la substance grise des circonvolutions de la face convexe, a une couleur d'un gris vineux, parsemée de petits points plus rouges ; sa consistance est moindre qu'à
l'état normal.

Thorax. Congestion du lobe inférieur *gauche.* — OEdème et
hépatisation rouge de tout le lobe inférieur *droit.* — *Péricarde,*
sain. *Cœur,* 370 gr., pas de surcharge graisseuse, ni d'ecchymoses.
Caillots décolorés dans le cœur droit. Tissu du cœur friable, un peu
graisseux. — Rares plaques athéromateuses sur *l'aorte.*

Abdomen. Quelques arborisations de la muqueuse de *l'estomac.*
— *Foie,* 1,350 gr., assez décoloré; pas de calculs, — *Rate* normale (160 gr.). — *Rein* droit (115 gr.); substance corticale un peu
anémiée; ni kystes, ni infarctus. — *R.* gauche (115 gr.), même
aspect; *infarctus* de la grosseur d'un petit pois. — *Vessie,* saine.

L'*attaque apoplectique* survenue le 19 mai, sans prodromes, n'aurait pas été complète; ce malade nous a
dit ne pas avoir perdu tout à fait connaissance. Malheureusement, il ne nous a pas été possible de vérifier
ce renseignement. Lorsque nous avons vu le malade
pour la première fois, c'est-à-dire trois jours après l'attaque, il existait : 1° une paralysie incomplète de la face,
intéressant plus spécialement la partie inférieure, ainsi
que cela s'observe d'habitude; 2° une hémiplégie presque
absolue du côté droit; 3° une élévation assez considérable de la température (39°,1); 4° de l'embarras de la
parole et une obnubilation assez prononcée de l'intelligence.

A partir du 25 mai au matin, la *température a baissé*
(37°,4) et elle est demeurée normale pendant près de six
jours. Ce retour de la température au chiffre physiolo-

gique, sa persistance à ce chiffre durant plusieurs jours, ne nous semblent pas tout à fait comparables à ce qu'on remarque dans la *période stationnaire* habituelle de la température dans l'hémorrhagie cérébrale. En pareil cas, la température vespérale dépasse d'ordinaire la température presque normale du matin ; or ceci n'avait pas lieu chez notre malade. D'un autre côté, ce maintien de la température à 37°, à 37°,6, etc., coïncidait avec un amendement relatif des autres symptômes : diminution de l'assoupissement et de la paralysie faciale, disparition de la contracture, etc. Enfin l'anatomie pathologique, ainsi que nous allons le voir, plaide, dans une certaine mesure, en faveur de cette interprétation de la courbe thermométrique. Cette amélioration n'a pas été de longue durée. Le 30 mai, au soir, la température remontait à 38°,8 sans qu'aucune circonstance ne l'expliquât, car la plaque érythémateuse de la *fesse gauche* (côté paralysé) existait déjà le matin. Le lendemain (31 mai), la température était à 39° et 40°, et on ne relevait aucune aggravation des premiers indices du *décubitus aigu*. La constatation d'un *frisson* le 2 juin permet de supposer, jusqu'à un certain point, que D... avait eu, le 31 mai, quelque accident de ce genre. Quoiqu'il en soit, la situation du malade s'aggrava et il mourut d'une *pneumonie du côté droit*, le 4 juin. Aussi, nous croyons-nous autorisé à mettre les températures élevées des derniers jours au compte de la pneumonie plutôt qu'à celui de l'hémorrhagie cérébrale (1). Si la pneumonie avait été la conséquence de la

(1) Le tracé correspondant à la pneumonie diffère tout à fait de celui de la période ascendante dans l'hémorrhagie cérébrale.

lésion cérébrale, elle aurait affecté le poumon correspondant au côté paralysé, c'est-à-dire le poumon *gauche*. Or, elle intéressait le poumon droit : il s'agissait donc là d'une véritable maladie intercurrente.

L'autopsie, ainsi que nous le disions tout à l'heure, est venue corroborer cette interprétation : 1° en nous démontrant la réalité de la pneumonie ; 2° en nous faisant constater une modification du *foyer hémorrhagique*. Le *caillot* était, en effet, plus dense que dans les cas récents ; il avait une couleur d'un jaune verdâtre. Enfin, il n'y avait plus autour de lui ni sang liquide, ni sérosité sanguinolente.

Si l'on admet avec nous que ce malade était en voie de guérison de son hémorrhagie cérébrale, on pourrait en déduire, sous toutes réserves d'ailleurs, que, dans les cas heureux — après avoir noté : a) un *abaissement initial* de la température, b) une *élévation temporaire* de la température, — on observerait le retour de la température au chiffre normal dans un temps assez rapproché de l'attaque apoplectique (1).

VII. — RÉSUMÉ DES PÉRIODES THERMOMÉTRIQUES.

Les faits que nous avons rapportés peuvent se classer en trois groupes :

1° *Hémorrhagie cérébrale* foudroyante ou hémorrhagies multiples se succédant coup sur coup, conditions dans lesquelles on ne constate que l'*abaissement initial* de la température.

2° *Hémorrhagie cérébrale* se terminant par la mort en

(1) Dans ce cas, au bout de 5 à 6 jours, et de 9 jours chez St...

10, 15, 20 heures, etc., circonstance dans laquelle on observe : *a*) un *abaissement initial* de la température ; *b*) une *élévation rapide* et considérable de la température.

3° *Hémorrhagie cérébrale* aboutissant à la mort seulement au bout de quelques jours, cas dans lequel on note : *a*) un *abaissement initial* de la température ; *b*) une *période stationnaire* caractérisée : α. par une ascension légère et momentanée de la température ; β. par des oscillations limitées de la température autour du chiffre physiologique ; *c*) une *période ascendante* de la température.

Prenant pour types les cas de la dernière catégorie, nous allons résumer brièvement les symptômes principaux qui répondent à chacune des périodes thermométriques et nous insisterons plus particulièrement sur le pouls et la respiration.

A. *Période initiale.* L'*attaque apoplectique*, accompagnée communément d'une résolution générale, d'une perte de connaissance complète, ouvre la scène morbide. Nous savons que, à cet instant même, la *température* est au chiffre normal ou légèrement au-dessous. A ce moment aussi, le nombre des *pulsations radiales* et des *inspirations* n'est pas modifié d'une manière sensible. Mais, si l'on a soin de consigner minutieusement les variations thermométriques, on constate, après un intervalle assez court, que la température baisse et, comme le plus souvent, on n'est appelé auprès des malades qu'un quart d'heure, une demi-heure après le début des accidents, le premier phénomène qu'on observe c'est cet *abaissement de la température*. A cette phase, le pouls n'a guère changé : il est assez fort et d'une fréquence ordinaire (60-76). La même remarque s'applique à la respiration (1). Le pouls et la respiration ne semblent donc pas subir des perturbations parallèles à celles de la température et par conséquent les renseignements qu'ils fournissent sont bien inférieurs à ceux que donne la température. Nous irons même plus loin et nous dirons que ces indications peuvent être erronées. Parfois (obs. 1, etc.), le pouls devient très-rapide (120,128) tandis que la température baisse (36°,3 ; 35°,8) (2).

Aux symptômes déjà indiqués — apoplexie, résolution générale, perte de connaissance — s'ajoutent le stertor, la paralysie partielle de la face, la rotation de la tête, la déviation conjuguée des yeux et, selon le siége du foyer encéphalique, de la contracture seule ou jointe à des vomissements. Bientôt, à moins qu'il ne se produise un nouveau foyer — ainsi que les faits du premier groupe (page 116) nous en apportent la preuve, — on voit la température se modifier : alors commence la période stationnaire.

B. *Période stationnaire*. Après le désordre extrême occasionné par l'attaque apoplectique, il y a, en semblable circonstance, une sorte de trève qui permet de mieux préciser les symptômes. On constate l'existence d'une

(1) Dans l'observation VIII, entre autres, la respiration demeure à 24 pendant que la température descend de 37°,2 à 36°,4 (page 79) et elle est encore au même chiffre quand la température est à 38°,8, à 39°,0, etc. (pages 81 et 82.)

(2) La figure 1 reproduisant les tracés du pouls et de la température permet au lecteur de se rendre parfaitement compte de ce désaccord.— Une *seule* fois, nous avons noté une diminution du pouls, lors d'une seconde attaque, chez le même malade (obs. VIII) : le pouls est tombé de 64 à 50 et la température de 37°,2 à 36°,4.

hémiplégie d'un côté et, dans une certaine mesure, la persistance des mouvements dans les membres du côté opposé. Dans quelques cas, la rotation de la tête et la déviation conjuguée des yeux diminuent. La parole, à l'origine, tout à fait abolie ou très-embarrassée et limitée à des monosyllabes, revient un peu ; le malade est moins insensible aux excitations énergiques (piqûres, pincements, etc.) qui le font sortir, momentanément, de son état de stupeur (1).

La *température* revient à 37°,5, à 38° ou quelques dixièmes au-dessus et oscille entre ces chiffres durant toute cette période. Le *pouls* ne nous apprend pas grand chose. Ainsi, dans l'observation IV, pour une même température (38°), nous trouvons 64, 80, 92 pulsations. Il en est de même dans l'observation V où nous voyons le pouls varier de 80 à 84 pour une température oscillant entre 38°,8 et et 37°,4. Parfois, cependant, et les figures 3 et 6 en font foi, les tracés du pouls et de la température à cette période sont parallèles. — La *respiration* n'est pas sensiblement altérée dans sa fréquence. La seule particularité qui mérite d'être relevée, c'est, chez quelques malades, l'affaiblissement des contractions de la moitié du diaphragme répondant au côté paralysé.

Cette période stationnaire nous semble se rencontrer surtout dans les cas où le foyer est relativemert peu

(1) Il ne faut pas considérer cette amélioration même légère des symptômes comme nécessaire, d'une façon absolue, pour qu'il y ait une période stationnaire. Il est des cas (obs. VI, par exemple) où, le *coma persistant*, la température présente une période stationnaire. Par lui-même, le coma ne serait donc pas suffisant pour déterminer une élévation de la température (pages 46 et 47).

étendu et ne s'accompagne pas d'une perforation ventriculaire ayant donné lieu à un épanchement de sang dans les ventricules. C'est le plus souvent dans son cours que surviennent les lésions trophiques variées auxquelles nous avons fait allusion à diverses reprises (érythème, ecchymoses, builes, phlyctènes, etc.) Ces lésions ne nous ont point paru, en général, exercer une influence bien nette sur la température (1).

Si la guérison doit arriver, la température se rapproche de plus en plus du chiffre physiologique et finit par s'y maintenir ; si au contraire, la maladie doit avoir une issue fatale, au bout de quelques jours, on asssiste à l'évolution de nouveaux symptômes qui constituent la période ascendante.

C. *Période ascendante.* La *température* s'élève et cette élévation s'opère avec une assez grande promptitude. *Dès que ce phénomène apparaît, on est autorisé à porter un pronostic fâcheux à bref délai.* Le plus communément alors, et c'est là un fait digne de remarque, les lésions trophiques s'accusent davantage et font des progrès rapides. Le *pouls* et la *respiration* offrent en même temps des caractères qui, par leur constance à cette période, contrastent avec les irrégularités que nous avons signalées dans les périodes antérieures : le pouls est petit, très-fréquent (120-136) ; la respiration s'accélère (48-64), est laborieuse, bruyante, et bientôt compliquée de râle laryngo-trachéal.

(1) Dans les faits du second groupe, c'est-à-dire, ceux qui n'ont pas cette période stationnaire, les lésions trophiques se développent durant l'ascension thermométrique et, si l'on oubliait ce qui se passe dans les faits du troisième groupe, on pourrait leur attribuer plus d'action qu'ils n'en ont, en réalité, sur la température.

Simultanément on note les phénomènes suivants : les extrémités se cyanosent, principalement du côté paralysé. La face vultueuse, se couvre de sueurs abondantes, visqueuses. Les membres retombent dans la résolution la plus absolue. Le cou est flasque et la tête prend toutes les positions qu'on lui impose. Les troubles vaso-moteurs les plus variés se manifestent (complications pulmonaires, ecchymoses pleurales, cardiaques, gastriques, etc.). Enfin, la mort a lieu : c'est à cet instant ou peu après que la température atteint son maximum.

CHAPITRE III.

De la température dans le ramollissement du cerveau.

Une maladie qui s'offre sur-le-champ à la comparaison, c'est le *ramollissement du cerveau*. Le début — apoplexie, — est à peu près le même. L'appareil symptomatique présente avec celui de l'hémorrhagie cérébrale des ressemblances nombreuses. La marche même n'est pas sans avoir quelque analogie dans les deux affections. Aussi le plan que nous devons suivre est-il très-simple. Nous mettrons en regard les tracés thermométriques obtenus dans le ramollissement cérébral, qu'il s'agisse d'un ramollissement blanc ou d'un ramollissement rouge, avec ceux que nous avons trouvés dans l'hémorrhagie cérébrale.

Voyons tout d'abord si, de même que les cas d'hémorrhagie cérébrale, les cas de ramollissement sont susceptibles d'une division. Sur-le-champ, nous devons éliminer la première catégorie, celle qui répond à l'hémorrhagie en quelque sorte foudroyante, car nous ne possédons aucun exemple de ramollissement suivi de mort en un temps aussi court. En revanche, nous avons des cas comparables, au moins dans une certaine mesure, aux cas d'hémorrhagie cérébrale qui composent les 2ᵉ, 3ᵉ et 4ᵉ catégories.

I. Cas dans lesquels le ramollissement du cerveau a déterminé promptement la mort.

Ce premier groupe comprend un certain nombre de faits importants, non-seulement au point de vue thermométrique, mais encore à d'autres égards. Nous allons en conséquence rapporter *in extenso* les principaux d'entre eux.

OBSERVATION XIII.

RAMOLLISSEMENT ROUGE DU CERVEAU.

Attaque apoplectique précédée de prodromes. — Hémiplégie droite. — Déviation des yeux à gauche. Paralysie faciale droite incomplète. Contracture, ses variations, son apparition à gauche. Inégalité de température entre les deux côtés du corps. — Absence d'eschares. Bulle sur le cinquième métatarsien. — Marche de la température ; élévation après la mort. — Autopsie : vaste foyer de ramollissement rouge dans le centre ovale gauche. — Obstruction vasculaire. — Petits foyers, l'un récent, l'autre ancien dans le corps strié droit. (Observation personnelle.)

Cauch... Marie Françoise, 86 ans, domestique, admise à la Salpêtrière le 9 février 1848, est entrée le 14 août 1868 au n° 11 de la salle Luc (service de M. CHARCOT.)

14 *août*, 10 heures. Cette femme qui, depuis trois jours se plaignait de céphalalgie et d'étourdissements, a été prise ce matin, à 7 heures, d'une *attaque apoplectique.* Elle était alors assise dans la ruelle de son lit, mais elle n'est pas tombée parce qu'on est accouru pour la soutenir. Elle avait de l'écume à la bouche et la face était tournée à gauche. Pas de convulsions; miction involontaire. Actuellement la malade est dans le décubitus dorsal. Les yeux, entr'ou-

verts, sont dirigés vers la gauche, les paupières, à droite, sont presque fermées. La titillation des bords palpébraux suscite des mouvements réflexes plus intenses à gauche qu'à droite. La pupille gauche est dilatée, l'autre normale ; toutes les deux sont contractées. Les plis du front, qui est frais, sont plus accentués à gauche. Le sillon naso-labial droit est à peu près effacé. Le chatouillement des narines est mieux perçu à gauche. La commissure labiale gauche est légèrement tirée en haut. La bouche est fermée, les mâchoires un peu contractées. Parfois la malade mâchonne et fume la pipe. Les joues sont également fraîches. La sensibilité à la piqûre d'épingle est obtuse des deux côtés, surtout à droite. Légère roideur du cou.

Membre supérieur droit. — Soulevé, il retombe comme une masse. Légère roideur dans l'épaule et le coude ; elle n'existait pas au début de l'examen. Quand on pince ou pique avec une épingle l'avant-bras, la main se fléchit avec assez d'énergie. Les parties pincées prennent rapidement une couleur violacée.

Membre supérieur gauche. La motilité et la sensibilité sont conservées. — La main et l'avant-bras sont plus froids qu'à gauche.

Membres inférieurs. — Ils sont dans l'extension et de temps en temps, en particulier à droite, on y observe de légers mouvements alternatifs d'extension et de flexion. Tous les deux sont également roides aux hanches et aux genoux. Le chatouillement de la plante des pieds détermine des mouvements réflexes assez marqués des deux côtés. Lorsqu'on prolonge l'excitation, la malade fléchit un peu les jambes, surtout la gauche. La sensibilité à la douleur persiste. — La cuisse, le genou et le mollet, chauds à droite, sont refroidis à gauche.

Sonorité naturelle de la poitrine ; la respiration paraît pure. Pas de souffle au cœur. — Une selle. — Pouls, 72 ; R. 24 ; T. R. 36°,6. (Lav. purgatif, vésicatoire à la nuque, sinapismes).

2 heures du soir. — P. 72 ; R. 24 ; T. R. 36°,8. Aucun changement notable. Pupille gauche très-dilatée, la droite normale.

Renseignements fournis par sa fille. C... aurait d'habitude des douleurs vagues dans la tête qui est lourde, pendante et, parfois, des étourdissements, sans chute ni perte de connaissance, mais l'obligeant à s'arrêter et à se soutenir. Elle ne se plaignait ni d'engourdissements, ni de fourmillements. La parole était libre, la mémoire bonne, le raisonnement convenable. Depuis longtemps elle éprouvait des douleurs et quelquefois les pieds gonflaient ; cependant elle pouvait faire des courses assez longues. Pas de dyspnée ; par moments, palpitations cardiaques. Elle n'aurait jamais fait de grandes maladies, à part des *érysipèles* auxquels elle était très-sujette et qui, d'ailleurs, sont devenus de moins en moins fréquents à mesure qu'elle avança en âge. Nul détail sérieux sur ses père et mère. Un *frère* est mort d'une *attaque apoplectique* à l'hospice de Bicêtre.

Soir. — Assoupissement ; il ne semble pas qu'elle ait reconnu sa fille. La raideur, nulle aux membres supérieurs, a diminué aux membres inférieurs. La chaleur à la main prédomine toujours à droite. Pupilles à peu près égales. Par instants la salive coule de la commissure labiale droite. P. 68 ; R. 28 ; T. R. 37°,6.

15 *août*. — (27 heures après l'attaque). La malade est restée dans l'assoupissement. La face, assez colorée, est également chaude des deux côtés. Les paupières sont fermées, les pupilles égales, très-contractées, bien que C... soit placée dans une demi-obscurité. Le chatouillement des bords palpébraux, le contact de la tête d'une épingle sur l'œil produisent des mouvements réflexes limités à gauche et n'en déterminent pas à droite. La conjonctive oculaire droite est le siége d'une légère vascularisation. Immobilité complète de la face. Commissure labiale gauche un peu tirée en haut. Bouche entr'ouverte, donnant passage à la salive. Mâchoires peu contractées. Langue très-sèche, ainsi que les lèvres. On essaie de faire boire la malade : elle avale avec une certaine difficulté, rejette une partie du liquide en toussant ; en même temps qu'elle s'efforce d'accomplir la déglutition, elle fait une grimace ; alors les paupières s'écartent, la moitié gauche du front se plisse, tandis que l'autre reste inerte. — *Baillement*.

Membre supérieur droit. — Flasque. Quand on pince le bras, la malade le rapproche du tronc, mais il y a un retard indubitable dans la perception. — Rien de spécial au membre supérieur *gauche*.

— La malade étant découverte depuis un quart-d'heure environ, on constate que la main droite est chaude, légèrement rouge, tandis que la gauche est froide et presque pâle.

Membres inférieurs. — Un peu de roideur, des deux côtés, dans les hanches et les genoux. — Par le chatouillement de la plante des pieds, on donne lieu à des mouvements réflexes qui se manifestent assez vite à droite, avec lenteur à gauche. On observe une différence analogue lorsqu'on pince les jambes. Les genoux, les jambes ont la même température.

Rougeur diffuse à la partie centrale de la *fesse droite*. La malade a eu deux garde-robes; elle urine. P. 78; R. 32; T. R. 37°,9.

2 *heures du soir.* P. 88; R. 32 ; T. R. 38°,2.

6 *heures.* — Pas de changement remarquable. La rougeur diffuse de la fesse a disparu. P. 96 ; R. 36 ; T. R. 38°,2.

16 *août.* — Cau... n'est pas sortie de son assoupissement qui, ce matin, s'est transformé en un véritable coma. La face est uniformément cyanosée, presque froide, visqueuse. Les yeux sont enfoncés dans leurs orbites, les paupières closes, les pupilles un peu contractées, les globes oculaires animés de petits mouvements, assez rares (*nystagmus*). La bouche, entr'ouverte, laisse voir la langue qui est[t] fraîche, violacée. Râle laryngo-trachéal. — La main droite est plus rouge et plus chaude que la gauche; le bras droit est chaud, le gauche frais. La moitié droite du ventre est plus chaude que la gauche. Aux membres inférieurs, la différence est à peine sensible. — Les membres du côté droit sont flasques. — Légère roideur dans la hanche et le genou gauches. Pas de roideur du cou.

Quelques vergetures sur les pieds, les jambes, les fesses et le bras droit. Pas d'eschares, ni d'exulcérations. A la face plantaire de la moitié antérieure du *cinquième métatarsien droit*, on trouve une *phlyctène ovoïde, de la grosseur d'un œuf de pigeon.* P. 132; R. 52, surtout diaphragmatique; T. R. 40°. C... meurt à une heure, 54 heures après le début; la température prise quelques minutes après était à 40°, 4. (Fig. 11).

AUTOPSIE, *le* 17 *août.* — Pour des raisons particulières elle n'a pu être faite qu'imparfaitement. *Tête* : *les artères* de la base sont médiocrement athéromateuses. La *carotide interne gauche*, à sa terminaison, est considérablement dilatée ; elle a un volume double de l'artère correspondante droite. Elle renferme un caillot d'un rouge jaunâtre, oblitérant complétement le calibre du vaisseau et se prolongeant un peu dans la sylvienne.

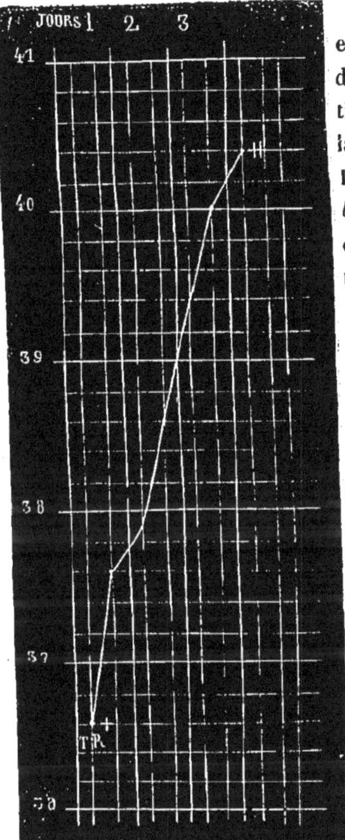

Fig. 11. + Température troisième heure après l'attaque. |+ température pris quelques instants après la mort.

Hémisphère gauche. — En enlevant la *pie-mère*, on détache des lambeaux de la substance corticale, principalement au niveau de la partie moyenne de l'hémisphère. De place en place, il existe une *couleur rosée*, rappelant celle de la chair du saumon. Les petites artères de la pie-mère ne présentent rien de particulier et sont à peine athéromateuses. Lorsqu'on examine le ventricule latéral, on trouve sa paroi considérablement ramollie et le *corps strié* pour ainsi dire disséqué dans toute sa moitié antérieure et séparé de la couche optique. Le ramollissement se continue un peu au-dessous de la *couche optique* qui, elle aussi, est en partie détachée. En résumé, le *corps strié* et la *couche optique* sont en quelque sorte entourés par un détritus cérébral ayant une coloration d'un rouge assez foncé et occupant le *centre ovale (ramollissement rouge)*.

Hémisphère droit. — La *pie-mère* se détache facilement. A l'extérieur les *circonvolutions* sont *saines*. Dans le noyau intra-ventr culaire du *corps strié*, on découvre un petit *foyer de ramollissement* ayant la grosseur d'une fève ; tout le reste de la paroi ventriculaire est sain. Dans le noyau extra-ventriculaire existe un ancien foyer, plus étendu que le précédent, d'apparence ocreuse ? ayant le volume et la forme d'une amande. Les autres parties de l'encéphale sont saines ; nous n'avons pas rencontré d'anévrysme.

Que trouvons-nous ici ? Un abaissement initial de la température (36°,6), suivi d'une période ascendante très-régulière, sans phase intermédiaire. La malade succombe au bout de soixante heures et, quelques minutes après la mort, on note 40°, 4 (fig. 11). Le tracé thermométrique offre, on le voit, une grande analogie avec celui des cas d'hémorrhagie de la seconde catégorie, c'est-à-dire ceux dans lesquels on observe : a) un *abaissement initial* ; b) une *ascension rapide* de la température. L'étendue et le siége du ramollissement nous expliquent à la fois et cette marche de la température et les autres symtômes cliniques, en particulier la contracture. Notons aussi que le *pouls* et la *respiration* ont augmenté de fréquence en même temps que la température s'est élevée. C'est là, du reste, un point sur lequel nous aurons l'occasion de revenir.

OBSERVATION XIV.

RAMOLLISSEMENT BLANC DU CERVEAU

Affaiblissement physique et intellectuel. — Attaque apoplectique
— Hémiplégie droite. — Eschare de la fesse droite. — Ecchy-
mose et bulle au niveau du cinquième métatarsien droit. —
Marche de la température. — Mort. — Ramollissement du lobe

occipital, du centre ovale et du corps strié du côté gauche. —
Oblitération complète de l'artère sylvienne gauche, incomplète de
l'artère cérébrale postérieure gauche. (Observation personnelle.)

Gauth... Marie, 74 ans, célibataire, blanchisseuse, admise le
25 novembre 1867, à la Salpêtrière, est entrée le 2 mars 1868 au
n° 4 de la salle Saint-Paul (service de M. CHARCOT). Cette femme,
maigre, cachectique, et dont l'intelligence est affaiblie, est confinée
au lit depuis son arrivée à l'hospice. Elle n'est cependant pas paralysée, car elle peut se servir de ses bras. Elle gâte. Aujourd'hui,
2 mars, elle a perdu la parole et est devenue paralysée du côté droit.
Elle n'aurait eu ni perte de connaissance, ni convulsions. Ce soir,
c'est-à-dire quelques heures après l'attaque, la tête est inclinée sur
l'épaule gauche, les yeux sont dirigés du même côté. Les plis frontaux et naso-labiaux sont naturels. La moitié gauche de la bouche
est entr'ouverte, disposition due, non pas à la paralysie, mais plutôt
sans doute à une cicatrice qui existe à la face interne de la lèvre
inférieure. Bien que la malade ne soit pas dans le coma, qu'il n'y
ait que de l'hébétude, on ne peut en tirer aucune parole.

Membres supérieur et inférieur gauches. Motilité et sensibilité
conservées.

Membre supérieur droit. Il est dans la résolution; toutefois, lorsqu'on le pince, il s'éloigne avec lenteur.

Membre inférieur droit. Quelques mouvements très-bornés ;
quand on l'a fléchi, la malade a de la peine à l'allonger.

Sur la *fesse droite, plaque noirâtre, ecchymotique,* parsemée
d'une dizaine d'ulcérations ; la plus large a la dimension d'une pièce
de cinquante centimes. Sur la fesse gauche, petites taches d'un
rouge bleuâtre (décubitus chronique.) — P. 124 ; R. 24 ; T. R.
36°, 8. (Fig. 12.)

3 *mars.* La malade, assez éveillée, ne parle pas. Les membres du
côté gauche sont libres. *Le membre supérieur droit,* moins sensible,
est dans la résolution complète. *Le membre inférieur* correspondant est incliné en dehors, la jambe fléchie sur la cuisse, la cuisse
sur le bassin. — Les mains et les genoux sont également frais. A la

percussion, sonorité exagérée ; à l'auscultation pas de râle, mais obscurité de la respiration, surtout à gauche.

La *tache ecchymotique de la fesse droite* s'est agrandie. Les excoriations se sont réunies et le derme est mis à nu. Cette tache présente, à sa partie supérieure, un point bleuâtre. — A *gauche*, les petites taches ecchymotiques n'ont pas changé. P. 108 ; R. 30 ;· T. R. 37°,8.

Soir. Un cercle érythémateux entoure la plaque ecchymotique. Exulcérations au niveau du grand *trochanter droit.* — Gêne de la déglutition ; constipation. — P. 120 ; R. 38 ; T. R. 38°,2.

4 *mars.* Elle est toujours éveillée, mais il est impossible d'en tirer une parole distincte. Même attitude de la tête et même direction des yeux. *Main droite* violacée, sans œdème, moins froide, sans être chaude, que la gauche qui est algide. Par le pincement, mouvements réflexes dans la main droite. Roideur légère dans le coude, plus marquée dans les muscles du cou.

Respiration parfois précipitée; même aspect de la fesse droite. On a soin de coucher la malade sur le côté gauche, afin d'éviter la pression. P. 96, faible, irrégulier; T. R. 37°,8.

Soir. Assoupissement. La pupille droite est contractée, la gauche normale. Pas d'autres changements. P. 124 ; R. 36 ; T. R. 38°,4.

5 *mars.* P. 136 ; T. R. 38°,6. — *Soir.* Face pâle, froide. Langue fraîche. Râles humides, nombreux en avant. Décubitus latéral gauche. P. 148 ; R. 48 ; T. R. 39°,2.

6 *mars.* Résolution générale. Sur le *bord externe du pied droit*, au voisinage de l'extrémité postérieure du cinquième métatarsien, *ecchymose* de la dimension d'une pièce d'un franc et, immédiatement en arrière, *bulle* allongée, de trois centimètres. Rien de semblable sur le bord interne du pied droit, ni sur le pied gauche. La manière dont la malade est couchée fait cependant porter sur le lit le bord interne des pieds. L'ulcération de la fesse droite mesure cinq centimètres sur cinq et demi. Rien de nouveau sur la fesse gauche. — Respiration haute, stertoreuse; râle laryngo-trachéal; pouls imperceptible; T. R. 40°,4. La malade meurt à onze heures. Vingt minutes plus tard, T. R. 40°,2.

Etat de la rigidité cadavérique. A midi, pas de traces de rigidité. T. R. 38°,2 (le cadavre est dans le lit). — 2 heures : à *droite*, roideur légère de l'épaule, flaccidité des autres jointures et de tout le membre inférieur ; à *gauche*, roideur assez forte de l'épaule, commencement de roideur du coude, etc.; roideur médiocre de la hanche. Cou flasque. T. R. 37°,8. (Le cadavre est à l'amphithéâtre).

4 heures. Mêmes phénomènes à *droite*. A *gauche* la rigidité a envahi le coude, le poignet et les doigts. T. R. 36°,2. — 6 heures: rigidité aux membres supérieurs, mais plus forte à gauche qu'à droite. Les hanches, les genoux, les pieds sont rigides des deux côtés. 8 heures : pas de différences notables.

7 mars. 8 heures : roideur médiocre du cou. A *droite*, rigidité peu intense de l'épaule, assez forte au coude, très-marquée au poignet et aux doigts; flaccidité de la hanche, roideur du genou. A *gauche*, la rigidité est un peu plus accusée qu'à droite. — 10 heures : les épaules sont flasques, la roideur paraît un peu plus prononcée au coude et au poignet droits qu'aux jointures correspondantes gauches, mais celles-ci ont été un peu étendues pour pratiquer l'autopsie, car, pour les membres inférieurs, tandis qu'il y a encore de la roideur dans la hanche et le genou gauches, à droite il n'y a plus que de la flaccidité.

Autopsie. *Tête* : péricrâne, os, méninges, rien. *Encéphale*, 1060 grammes. D'une façon générale, les artères de la base sont très-athéromateuses.

Hémisphère gauche. L'*artère sylvienne*, à son origine, est *oblitérée* par un *caillot* presque tout à fait décoloré, siégeant au niveau d'un défilé athéromateux. — La *cérébrale postérieure* présente un dépôt athéromateux ne laissant qu'un tout petit canal filiforme. — La plupart des circonvolutions du lobe occipital, surtout en arrière du sillon de Rolando, sont ramollies et, en détachant la pie-mère, on entraîne la substance nerveuse. Le *foyer de ramollissement* occupe tout le *centre ovale* et même le *corps strié* qui est un peu ramolli et offre une teinte rouge générale.

Hémisphère droit. Les artères, et en particulier la sylvienne, sont très-athéromateuses. Circonvolutions et substance cérébrale saines.

Thorax. Pas de congestion hypostatique. Au sommet du *poumon gauche, caverne* pouvant loger une petite orange, entourée d'adhérences pleurales. Cœur, lavé, sans le péricarde, 25 gr.; caillots décolorés dans l'oreillette et le ventricule gauches. — Pas de lésions valvulaires. Tissu cardiaque friable, couleur de feuilles mortes.

Abdomen. Teinte ardoisée de l'*estomac*, sans ecchymose. — *Foie*, 755 gr., atrophié, grisâtre; pas de calculs. — *Rate*, 80 gr. épaississement de son enveloppe. — *Pancréas*, 50 gr. Rein droit, 95 gr., le gauche 115 gr., sains. — *Vessie*, normale.

En quoi consistent dans ce cas type de ramollissement blanc, les phénomènes thermométriques? La figure 12 nous les fait connaître: à l'origine (2 ou 3 heures après l'attaque) la température est au-dessous du chiffre physiologique, 36°,8; ensuite elle s'accroît progressivement, mais avec une certaine lenteur en comparaison de ce qu'on observe dans l'hémorrhagie cérébrale et arrive, le quatrième jour, à 40°,4. La période ascendante a succédé immédiatement à l'abaissement initial, moindre, d'ailleurs, que dans certaines hémorrhagies cérébrales. Notons encore que, la température ayant été prise après la mort,

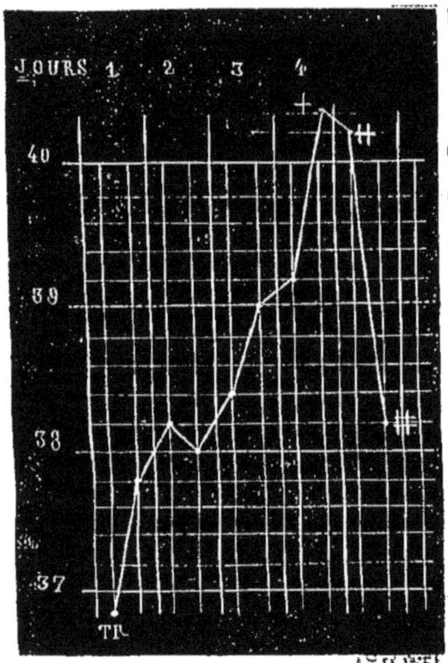

FIG. 12. + Température quelques minutes avant la mort. |+ Température vingt minutes après la mort. |+ Température une heure après la mort.

nous avons pu nous assurer qu'elle diminuait rapidement et que le cadavre se mettait vite en équilibre de température avec le milieu ambiant. Nous trouvons une courbe analogue dans l'observation suivante.

OBSERVATION XV

RAMOLLISSEMENT TRÈS-ÉTENDU.

Étourdissements avec perte de connaissance. — Attaque apoplectique progressive. — Abaissement de la température. — Déviation de la face et rotation des yeux à gauche. — Hémiplégie droite. — Différence de température entre les deux moitiés du corps. Coloration violacée et refroidissement du pied et de la jambe à droite. — Oblitération de l'artère fémorale droite. — Décubitus aigu. — Élévation de la température. Mort : température. — Rigidité cadavérique.

Autopsie. Oblitération de la carotide interne gauche, de l'artère sylvienne gauche et de ses divisions : ramollissement des lobes occipital et sphénoïdal gauches, de la couche optique et du corps strié du même côté. — Oblitération des artères iliaque externe et fémorale droites. — Infarctus de la rate : oblitération d'une branche de l'artère splénique. (1)

Bouch... Jeanne, 84 ans, cuisinière, admise le 26 avril 1845, à la Salpêtrière, est entrée le 26 mars 1869, salle Luc, n° 12 (service de M. CHARCOT).

26 mars. Cette femme n'était point paralysée, elle marchait bien, parlait facilement. On raconte qu'elle a eu déjà deux ou trois accidents cérébraux. Un jour, entre autres, elle s'est affaissée dans la cour et a perdu connaissance. Elle revint à elle dès qu'elle fut couchée et ne présentant aucune trace de paralysie. Depuis deux mois

(1) Nous avons rédigé cette observation d'après les notes recueillies par M. Joffroy, interne de M. Charcot en 1869.

environ, il lui est arrivé de gâter plusieurs fois. Durant la nuit dernière, Bouch... s'est levée pour aller à la garde-robe et n'a pu remonter seule dans son lit. Ce matin, on l'a laissée couchée ; elle a pris son lait comme à l'ordinaire. Vers 9 heures, elle a eu une *attaque* sans perte de la connaissance ni de la parole, suivie d'hémiplégie droite. A 10 heures, abolition de la connaissance et de la parole : *l'attaque apoplectique* a donc été progressive. Elle est amenée à l'infirmerie à midi. Alors, la paralysie du côté droit est complète ; la malade parle un peu. T. R. 36°, 6.

Soir. Abolition absolue de la motilité et de la sensibilité dans les membres du côté droit. Le pincement détermine, à gauche, des mouvements assez étendus. Paralysie faciale très-marquée à droite. Ni déviation de la face, ni rotation des yeux. *Nystagmus* à droite ; rien à gauche. La pupille droite est très-contractée : la gauche à peu près normale. La chaleur paraît plus forte, à la main, sur la moitié droite du corps que sur l'autre. Rien aux fesses. T. R. 36°, 6.

27 *mars.* La face est déviée à gauche. Les yeux sont dirigés dans le même sens et en bas. Les paupières sont entre ouvertes. La *joue droite* est très-chaude ; la *gauche très-froide*. On n'obtient de la malade aucune parole ni aucun signe. Lorsqu'on la remue, elle fait entendre une sorte de ronflement.

Membre supérieur droit. Flaccidité complète. Le pincement produit des mouvements réflexes assez considérables. La main droite est un peu plus chaude que la gauche.

Membre inférieur droit. Il est tout à fait paralysé et rigide : pour fléchir la jambe, il faut déployer une certaine force. Le genou de ce côté est plus chaud que le gauche. Sur les deux tiers inférieurs de la jambe, on note une *coloration violacée* assez prononcée, et, à ce niveau, la peau est froide. En examinant l'artère crurale dans le triangle de Scarpa, on ne la sent pas battre ; toutefois elle ne donne pas la sensation d'un cordon.

Les battements de l'*aorte abdominale* ont une certaine énergie. En raison de la maigreur de la malade, on reconnaît que l'artère iliaque externe droite est petite, a de faibles pulsations, tandis que la gauche est volumineuse et soulevée par de forts battements. —

Rien au cœur. — Quelques râles ronflants à l'auscultation des poumons.

Pouls à 104, très-irrégulier, le même aux deux radiales; R. 28, régulière, abdominale ; T. R. 38°, 6. — Rien dans les urines.

Soir. T. R. 38°, 3. Rhoncus bruyants, continuels.

28 *mars.* Coma profond. Face rouge, vineuse. Paupières closes. La pupille gauche est extrêmement contractée, la droite relativement dilatée. Un peu de nystagmus, surtout à droite. Cornées voilées. La joue droite est plus chaude que la gauche. Narines pulvérulentes. Bouche entre ouverte. Décubitus dorsal.

Flaccidité des membres du *côté droit.* Le tremblement de la main droite persiste. Le pincement donne lieu à des mouvements réflexes des deux côtés. — Le *pied droit* est froid jusqu'au-dessus des malléoles, le genou est aussi chaud que le gauche. Ecchymoses sur le pied et la jambe, à droite. De même qu'hier, on sent encore un peu les battements de l'artère *iliaque externe droite* qui forme un cordon plus gros. On fait rouler, sous le doigt, l'*artère iliaque gauche.* L'*artère fémorale droite* fournit au palper la sensation d'une corde sans pulsations.

Le *pouls* radial est plus fort à droite qu'à gauche ; quelques bruits trachéaux. Respiration surtout diaphragmatique, à 32 ; T. R. 38°,6. — Sur la *fesse droite,* au lieu d'élection, soulèvement épithélial, avec légère coloration ecchymotique, au milieu d'une plaque rouge, érythémateuse. Rien sur la fesse gauche. — Les *urines* sont louches, foncées et donnent, par la chaleur, un précipité analogue à de l'albumine, mais disparaissant avec effervescence par l'addition de quelques gouttes d'acide azotique.

Soir. T. R. 39°,6. Respiration moins profonde et moins rapide. Les autres symptômes sont les mêmes.

29 *mars.* Mort à 7 heures. — Quelques instants après le décès : T. R. 42°,6.

Rigidité cadavérique. Trois heures après la mort on note : rigidité complète des jointures du membre supérieur droit (paralysé) ; — rigidité très-marquée du membre supérieur gauche, mais à un moindre degré qu'à droite, principalement à la main ; — rigidité

presque absolue aux deux membres inférieurs, sans différence entre
les deux côtés.

A 6 heures du soir (10 h. 1/2 après la mort) : les membres supérieurs présentent, en sens inverse, la même différence que le matin.
Même état des membres inférieurs.

AUTOPSIE le 30 mars. Tête. Hémisphère droit : Quelques anévrysmes miliaires à la surface des circonvolutions et sur une coupe
du corps strié (1). — *Hémisphère gauche :* Adhérences marquées des
méninges avec la *substance grise qui est ramollie dans toute son
étendue.* La partie postérieure du *corps strié, la couche optique toute
entière,* présentent un notable degré de diffluence et un pointillé
rouge qui, de la surface, s'étend en profondeur (*apoplexie capillaire*). Dans le *lobe frontal,* la substance grise seule est diffluente;
la substance blanche a conservé sa consistance normale. Les *lobes
sphénoïdal* et *occipital* sont ramollis dans toute leur étendue. — Au
microscope, corps granuleux en voie de formation, avec commencement d'accumulation de graisse dans la gaîne lymphatique des
vaisseaux. — Les *artères de la base* de l'encéphale sont assez fortement athéromateuses. Les principales divisions de l'*artère sylvienne
gauche,* le tronc même de cette artère, sont oblitérées. Le caillot de
l'artère sylvienne est le prolongement d'un caillot qui obstrue la partie de l'artère *carotide interne gauche* située dans le sinus carotidien.
Lorsqu'on examine la *portion cervicale de l'artère carotide interne
gauche,* on voit que le caillot descend jusqu'à l'ouverture de cette
artère dans l'*artère carotide primitive gauche* où le caillot est taillé
en biseau.

Thorax. Poumons un peu œdémateux; sans taches ecchymotiques. — *Cœur* flasque, un peu gras; parois amincies, friables. L'*artère pulmonaire* renferme des caillots noirs. — Légère induration
des valvules des orifices auriculo-ventriculaires. Caillots noirs dans
l'oreillette gauche et dans les deux auricules. Les *valvules sigmoïdes*
de l'aorte offrent des traces d'endocardite ancienne, mais on n'y
trouve aucune concrétion capable d'avoir donné lieu à une embolie. —

(1) Sur l'un des pédoncules cérébraux, anévrysme miliaire.

L'*aorte* contient des caillots noirs, peu denses. La *crosse* est saine, ainsi que le tronc brachio-céphalique. L'*artère sous-clavière gauche* présente un noyau athéromateux, que rien ne fait supposer avoir été le point de départ d'une embolie. L'aorte thoracique descendante est un peu athéromateuse.

L'*aorte abdominale* est fortement athéromateuse (plaques et abcès). L'artère *iliaque externe* à sa partie inférieure, l'*artère fémorale* correspondante jusqu'au delà du triangle de Scarpa, sont entièrement oblitérées par un caillot brunâtre, adhérent, friable et qui date de plusieurs jours. Les *artères fémorale, poplitée, tibiales,* sont très-athéromateuses.

Estomac : pointillé ecchymotique au niveau du grand cul-de-sac. — *Intestins :* rien. — *Rate :* plusieurs infarctus, dont l'un est jaunâtre, avec oblitération de la branche correspondante de l'artère splénique. — *Foie, reins,* normaux.

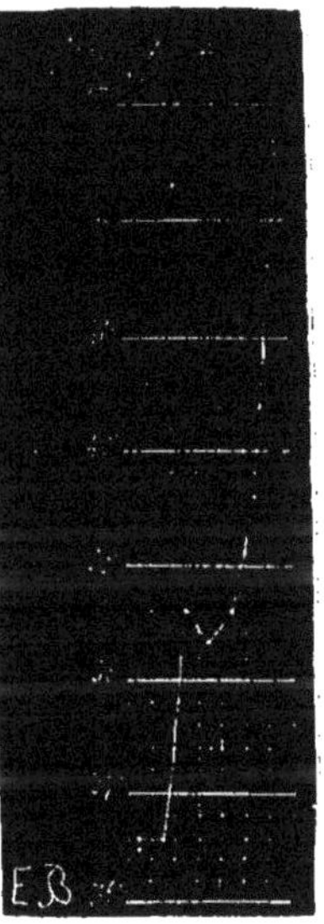

Après avoir eu, à plusieurs reprises, des accidents légers, ne laissant pas de traces de paralysie, cette malade a été prise d'une *attaque apoplectique* progressive, mais qui a fini par être complète : perte de connaissance, abolition de la parole, paralysie de la moitié droite du corps (face et membres). Trois heures environ après le début, deux heures à peine après le moment où l'attaque était pour ainsi dire complète, la température était à 36°,6. A cet instant, cependant, il n'y avait pas encore de déviation de la face ni de rotation des yeux. Ces phénomènes existaient le soir, c'est-à-dire 8 à 9 heures

Fig. 13. + Température une heure après le début. + Supérieure, température quelques instants après la mort.

après le commencement du ramollissement, ce qui semble indiquer que, durant cet intervalle, la lésion cérébrale s'est encore accrue. Nous insistons sur ces symptômes, parce que, selon nous, c'est à eux qu'il faut attribuer la persistance de l'abaissement de la température qui, alors, était encore à 36°,6.

A partir de là, la température a suivi une marche ascendante (fig. 13). L'*abaissement initial*, — qui a persisté pendant six heures au moins, — a été suivi d'une période de 36 heures environ pendant laquelle la température est demeurée à 38°,3-38°,6. Puis l'ascension thermométrique s'accuse davantage dans les douze heures qui suivent (39°,6) et atteint enfin son maximum de progression dans les douze dernières heures de la maladie, puisqu'elle monte de trois degrés (39°,6 à 42°,6). Ainsi que ce résumé le montre, nous avons dans ce cas une courbe qui ne diffère pas sensiblement de celle de l'hémorrhagie cérébrale. Quant à l'élévation énorme de la température quelques instants après la mort (42°,6), aucune lésion autre que le ramollissement du cerveau, ne peut être invoquée. Les poumons étaient à peu près tout à fait sains.

Plusieurs conditions nous paraissent rendre compte de la similitude en quelque sorte absolue de ce tracé avec ceux de l'hémorrhagie cérébrale : 1° La courte durée de la maladie ; 2° l'étendue tout à fait exceptionnelle du ramollissement ; 3° le siége d'une partie de ce ramollissement (corps strié, couche optique). En un mot, on avait affaire ici à une destruction extrêmement vaste de l'un des hémisphères cérébraux, comme on en voit dans les hémorrhagies cérébrales graves et, les mêmes régions de l'encéphale étant détruites, il n'est pas surprenant non-seulement que la température soit la même dans les deux cas, mais aussi les autres symptômes.

Cette observation est trop intéressante à d'autres points de vue, pour que nous nous bornions aux considérations qui précèdent sur la température. Nous devons signaler encore les altérations profondes du système artériel, altérations qui ont été l'origine de tous les accidents que nous avons décrits :

1° L'oblitération de la carotide interne gauche, de la sylvienne gauche et de ses branches est bien suffisante pour expliquer la formation du ramollissement du cerveau ;

2° L'obstruction d'une partie des artères iliaque externe et fémorale droites a évidemment été la cause du refroidissement de la peau, et du commencement de gangrène qui ont atteint la jambe et le pied ;

3° L'occlusion d'une des branches de l'artère splénique nous donne la raison anatomique de l'infarctus de la rate.

L'anatomie pathologique nous fournit donc une explication parfaite des phénomènes cliniques.

Dans les observations que nous avons déjà rapportées, nous avons vu qu'il s'agissait de lésions considérables, d'une destruction totale ou partielle des corps optostriés. Une autre malade, dont M. Charcot nous a communiqué l'observation, rentre absolument dans la même catégorie. Afin de ne pas allonger démesurément ce travail, nous allons nous contenter de transcrire les traits principaux de l'histoire de la malade.

Commail..., âgée de 81 ans, fut prise, le 21 février, vers minuit, d'une attaque apoplectique progressive et incomplète. Dix heures plus tard, on constatait une paralysie du membre supérieur gauche, avec flaccidité, et une paralysie du membre inférieur gauche avec de la contracture. La malade répondait, à ce moment, d'une manière passable aux questions qu'on lui adressait. Le 22 février, à 2 heures du soir, il survient une nouvelle attaque. La malade tombe dans le coma. La température, prise 4 heures plus tard, était à 37°,4.

23 *fév.*	34 heures après le début.	T. R.		38°,4
	42	—	—	38°,2
24 *fév.*	56	—	—	39°,4
	64	—	—	39″,5
25 *fév.*	80	—	—	40°
	88	—	—	40°,6

La malade meurt le 26 février à une heure du matin, c'est-à-dire *quatre jours* après l'apparition des accidents. A l'autopsie, on trouve que *l'hémisphère droit est à peu près ramolli en totalité* et que la *carotide interne*, la *sylvienne* et *l'artère cérébrale antérieure droites sont oblitérées par un caillot dur, rouge, granuleux, assez adhérent.* La *couche optique* et le *corps strié* du côté droit sont tellement amollis qu'ils sont à peine reconnaissables.

L'énorme dévastation qui existait dans l'hémisphère droit était, dans ce cas, de même que dans l'un des précédents, tout à fait comparable à ce qui arrive dans les cas d'hémorrhagie cérébrale. Les remarques que nous avons faites à propos de l'observation xv sont parfaitement applicables à ce fait. Nulle autre lésion n'a exercé d'action sur la marche de la température, car aucun des organes, — en dehors du cerveau, — ne présentait d'altération récente. — Nous allons encore relater une observation qui ne peut guère être placée que dans le groupe qui nous occupe pour l'instant.

OBSERVATION XVI.

RAMOLLISSEMENT ROUGE TRÈS-ÉTENDU.

Première attaque apoplectique : Hémiplégie droite. — Contracture consécutive du membre supérieur droit. — Pneumonie. — Deuxième attaque apoplectique : Hémiplégie à gauche, déviation de la tête et rotation des yeux à droite. — Nystagmus. — Marche progressivement ascendante de la température. — Plaque ecchymotique de la fesse gauche. — Mort. — Autopsie : Ramollissement rouge très-étendu de l'hémisphère droit. — Absence de lésions pulmonaires, etc. — Tumeur de l'utérus (1).

Pag..., Jeanne-Fr., 76 ans, blanchisseuse, admise à la Salpêtrière le 12 mai 1853, est entrée, le 29 juillet 1867, au n° 12 de la salle Saint-Paul (service de M. CHARCOT). Dans les notes recueillies à diverses reprises dans le service, nous trouvons les renseignements qui suivent.

Réglée à 16 ans ; ménopause à 42 ans ; pas d'enfants. En 1852, *attaque apoplectique* subite : chute, perte de connaissance momentanée, abolition de la parole pendant une heure ou deux. Actuellement (1862) : *Paralysie* du membre supérieur droit avec contracture ; les doigts sont fléchis, le pouce appliqué sur l'index ; l'avant-bras forme un angle droit avec le bras. Aucun mouvement soit des bras, soit de l'avant-bras, etc. La sensibilité tactile, la sensibilité à la douleur sont très-obtuses. Il y a une atrophie assez marquée de la main et de l'avant-bras. Les mouvements du *membre inférieur droit* sont difficiles. Assise, la malade ne peut qu'avec peine étendre et fléchir la jambe sur la cuisse.

(1) Nous rédigeons cette observation d'après les notes recueillies par M. Lépine (1867).

Elle marche à l'aide d'une canne en traînant très-fortement le pied droit. Lorsque, dans la position assise, le pied n'est pas appuyé sur un tabouret, mais repose sur le sol, il y a un tremblement très-prononcé de la jambe droite. La sensibilité tactile est nulle ; la sensibilité à la douleur très-obtuse. De temps à autre, douleurs assez vives dans les membres du côté droit, surtout pendant la nuit. Pas de déviation de la face, des yeux, ni de la langue. *Parole* facile ; *mémoire* affaiblie ; aussi est-il difficile de bien connaître les phénomènes du début, l'époque de l'apparition de la contracture.

1866. *Mars. Pneumonie* du sommet du poumon droit.

1867. *Juillet.* On raconte que la malade est tombée dans son dortoir par maladresse ; il n'est pas certain qu'elle n'ait eu un étourdissement. Depuis son séjour à l'infirmerie, elle est devenue gâteuse.

15 *août.* La malade a été prise, il y a une heure à peine, d'une *attaque apoplectique.* On s'est aperçu qu'elle était paralysée du côté gauche et que son bras était roide. On n'aurait pas constaté de perte de connaissance.

6 *heures.* Tête tournée à droite ; contracture des muscles du cou de ce côté. Déviation des yeux à droite. La bouche est fortement déviée dans le même sens. La commissure labiale gauche est abaissée. La malade, qui ne peut allonger la langue et se plaint sans cesse, répond assez bien aux questions qu'on lui adresse. — Le *bras gauche*, plus chaud que le droit, est tout à fait paralysé ; l'avant-bras est fléchi sur le bras et la contracture s'oppose à l'extension.

Le *membre inférieur gauche* est aussi complétement paralysé. Il est roide, de sorte qu'on fléchit difficilement la jambe sur la cuisse. Il ne semble pas plus chaud que le membre inférieur droit. Les mouvements réflexes sont conservés, mais à un moindre degré qu'à droite. La *sensibilité* est abolie du côté gauche. T. R. 37°,3.

16 *août.* La tête est inclinée sur l'épaule droite, et lorsqu'on l'a portée à gauche, elle revient aussitôt à sa position primitive. Les muscles de la partie latérale droite du cou sont contracturés. — *Nystagmus.* La contracture du bras est moins forte qu'hier. Le genou gauche est plus chaud que le droit. La malade sent quand on la pince. — Pouls plein, irrégulier. T. R. 38°.

Soir. La malade parle continuellement, mais d'une façon inintelligible, et répond avec la plus grande difficulté aux questions qu'on lui pose. Gêne de la déglutition des liquides. Même roideur du coude gauche que ce matin. Sensibilité très-émoussée. Rougeur légère sur la fesse gauche. T. R. 38°,5.

17 *août*. Pag..., est plus absorbée qu'hier. Elle a les yeux ouverts, dirigés à droite; nystagmus et clignotement. Un peu de bave s'écoule de la bouche. Soif vive; gêne considérable de la déglutition; selles involontaires. La joue gauche est soulevée à chaque expiration. — Contracture du muscle sterno-mastoïdien droit. Rigidité de l'épaule et du coude gauches. Le biceps est tendu. Le bras gauche est plus chaud que l'autre. P... meut la jambe droite. Quand on pince la gauche, elle exécute des mouvements d'ensemble. Le membre inférieur gauche est étendu, avec rigidité de la hanche et du genou. *Plaque rouge sur la fesse gauche*. — P. intermittent, à 100 ; R. 28 ; T. R. 38°,6.

Soir. Face rouge. Regard terne; pupilles égales. P... ne répond plus aux questions ; toutefois, elle demande encore à boire. P. plein, dur, intermittent. T. R. 39°.

18 *août*. Même attitude de la tête. Somnolence. Pas le moindre signe d'asphyxie. La face est moyennement colorée. La respiration est régulière, non-bruyante. Les lèvres sont continuellement agitées de petits mouvements. La contracture a diminué dans le membre supérieur gauche, qui est presque flasque. Contracture du membre supérieur droit. Le membre inférieur gauche est plus chaud que le droit et moins roide qu'hier. Coloration plus foncée de la fesse gauche, sans véritable ecchymose. Deux ou trois selles involontaires par jour. Rien à l'auscultation. Le sang retiré du bras gauche est *rouge ;* celui du bras droit *noir*. P. 84 ; T. R. 39°,2. — *Soir*. T. R. 39°,4.

19 *août*. Même inclinaison de la tête. Râle laryngo-trachéal; phénomènes asphyxiques. Respiration plus précipitée. *Le membre supérieur gauche* est flasque, excepté aux doigts, qui sont un peu fléchis. *Le membre supérieur droit est très-contracturé. Le membre inférieur gauche* est flasque ; par le chatouillement de la plante des pieds, mouvements réflexes généraux. *Le membre inférieur droit*

est agité constamment de mouvements qui paraissent volontaires. . Sur la *fesse gauche*, l'épiderme est soulevé, et il y a une petite *plaque ecchymotique*, ayant quelques millimètres de largeur. P. intermittent, 110 ; T. R. 40°.

Soir. Respiration lente, ne se faisant que par saccades ; gargouillement bronchique et trachéal. La *sensibilité* est complétement abolie des deux côtés, ainsi que les *mouvements réflexes*. Les membres supérieur et inférieur du côté *gauche* sont plus chauds que ceux du côté droit. Rien sur la fesse droite ; sur la *gauche*, la petite *plaque ecchymotique* est dépouillée de son épiderme ; elle ne s'est pas élargie. T. R. 41°,2 — *Mort* le 20 *août*, à une heure et demie du matin.

AUTOPSIE. — *Péricrâne*, pas d'ecchymoses.

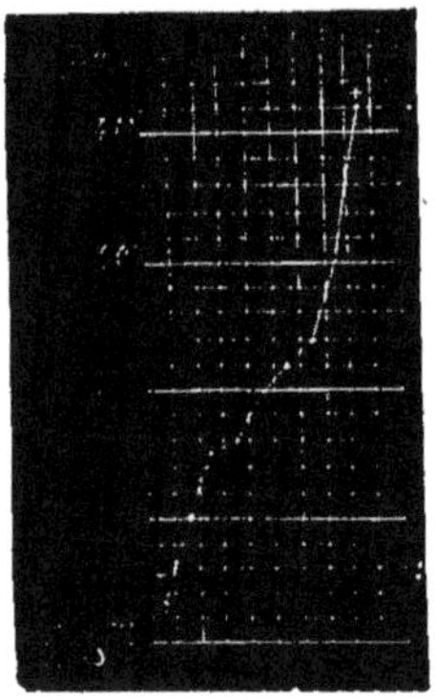

FIG. 14. — Température une heure après l'attaque. + Température 6 à 7 heures avant la mort.

Hémisphère droit. Congestion sanguine très-intense, avec épanchement sanguin par place, sur la face externe. Lorsqu'on détache les membranes, on entraîne toute la couche corticale qui est très-ramollie ; *tout le lobe sphénoïdal* est transformé en un foyer de *ramollissement rouge*. La substance cérébrale est très-intimement mélangée au sang, et présente une coloration rouge, noirâtre. Çà et là, on trouve de *petits épanchements sanguins, qui ont fait irruption sous les méninges*, à travers la substance cérébrale. — La couche optique et le corps strié n'ont pas été atteints. La paroi du ventricule latéral est saine. Les *artères* sont athéromateuses à leur origine. Il n'a pas été constaté d'oblitération de l'une d'elles.

Hémisphère gauche. Pas de congestion. *Plaque de ramollissement* au niveau de la partie inférieure de la *circonvolution marginale* antérieure du sillon de Rolando et dans le sillon lui-même.

Protubérance. Noyau de *ramollissement* de la grosseur d'un pois sur la partie latérale gauche.

Au *microscope*, on trouve dans le foyer de *ramollissement rouge* :
1° quelques corps granuleux ; 2° de petits corps composés de quatre
ou cinq granulations avec un contour et sans noyau à l'intérieur.

Légère congestion du lobe inférieur des *poumons*. — *Cœur*,
normal. — *Aorte*. Plaques calcaires nombreuses, avec bouc athéromateuse. L'orifice de l'artère sous-clavière est très-athéroma-
teux, calcifié et rétréci ; *abcès athéromateux* de la portion abdominale. — *Foie*, *reins*, sains. — On trouve à la surface externe de
l'*utérus* une tumeur de la grosseur d'une orange, enveloppée dans
une membrane fibreuse qui tient aux parois mêmes de l'utérus. La
tumeur s'énuclée très-facilement.

Plusieurs symptômes observés chez cette femme se
rapprochent des symptômes de l'hémorrhagie cérébrale.
Parmi eux, nous relèverons la *contracture* qui trouve une
explication plausible dans l'existence des petits épanchements sanguins qui avaient fait irruption sous les
méninges.

La *température* a suivi une marche qui ressemble beaucoup à la température dans l'hémorrhagie cérébrale.
Avant de rechercher la cause probable de cette ressem-
blance, nous pensons utile de résumer en tableau les
indications thermométriques que l'on peut suivre également sur la figure 14.

1 heure après le début	T. R.	37°,3
17	—	— 38°
25	—	— 38°,5
41	—	— 38°,6
49	—	— 39°
65	—	— 39°,2
73	—	— 39°,4
89	—	— 40°
97	—	— 41°,2

La température s'est donc élevée progressivement, à partir du début, et est parvenue, au bout de quatre jours, sept heures avant la mort, au chiffre considérable de 41°,2. Or, c'est ce que nous avons rencontré dans l'hémorrhagie cérébrale qui aboutit en *quelques heures* à la mort. Ici, la terminaison fatale n'a eu lieu qu'en *plusieurs jours*. De telle sorte qu'il existe, entre les cas de ramollissement de ce genre et les faits d'hémorrhagie, une différence reposant sur la durée, car il est tout à fait exceptionnel que la période ascensionnelle de l'hémorrhagie, qui a une durée aussi longue, suive cette marche ; il y a, le plus souvent, entre l'abaissement initial et la période ascendante, une période stationnaire. La comparaison n'est exacte que si l'on oppose à ce cas de ramollissement du cerveau les cas d'hémorrhagie qui ne dure que 10, 12 ou 24 heures.

Cette restriction, légère d'ailleurs, étant faite, à quoi devons-nous attribuer cette élévation régulière et continue de la température ? Selon nous, c'est à l'étendue du ramollissement. Ce n'est, en effet, que dans cette circonstance, ou lorsque les corps opto-striés ont été affectés, conditions véritablement exceptionnelles, que l'on trouve des tracés de la température offrant une aussi grande analogie avec ceux de l'hémorrhagie cérébrale.

Les faits qui précèdent, les commentaires dont nous les avons accompagnés, suffisent, croyons-nous, pour donner une idée de la marche de la température dans ces cas rares de ramollissement du cerveau, à évolution rapidement mortelle. On voit aussi que la nature du ramollissement n'influe pas d'une manière notable sur la température : qu'il s'agisse d'un *ramollissement rouge* ou d'un *ramollissement blanc*, que le ramollissement soit dû à une embolie ou à une thrombose, le résultat, dans tous ces cas, est à peu près le même.

II. Cas dans lesquels le ramollissement du cerveau a déterminé la mort au bout de 5 a 15 jours,

De tous les cas de ramollissement du cerveau que nous possédons, ceux qui composent cette catégorie sont de beaucoup les plus nombreux. Malgré cela, un examen attentif des courbes thermométriques qu'ils fournissent ne nous permet pas d'en tirer des règles quelque peu précises. Les faits du premier groupe, quoique rares, nous offrent une similitude presque parfaite, tandis que ceux dont il s'agit maintenant diffèrent pour ainsi dire tous les uns des autres. Désirant n'avancer qu'appuyés sur les faits, nous sommes obligé de citer, mais très-brièvement, quelques exemples pour justifier la réserve dans laquelle nous jugeons prudent de rester, quant à présent, en ce qui concerne la température dans les cas de ramollissement du cerveau ayant une durée de 6, 7, 8 jours et davantage.

1° Brais..., 63 ans. Sept heures après l'invasion des accidents, la température était à 38°; le soir elle monte à 40°. Voilà pour le premier jour.

	Matin.		Soir.	
	T. R.	P.	T. R.	P.
2ᵉ jour	38°,5	80	39°,5	« «
3ᵉ —	38°,6	100	39°,2	« «
4ᵉ —	38°,4	80	38°,8	100
5ᵉ —	38°,5	92	38°,9	100
6ᵉ —	38°,2	92	39°,7	112
7ᵉ —	40°,4	132	42°,2	dix minutes

après la mort. Une heure après, T. R. 42°,3; et 2 heures et demie après, 42°.

Ainsi, dans ce cas, on note le soir de l'attaque, une élévation considérable, exceptionnelle, de la température (40°). Les jours suivants, la température oscille entre 38°,4 et 39°,5. Enfin, le sixième jour, commence la période ascensionnelle qui s'accuse autant que possible puisque en 36 heures la température monte de 38°,2 à 42°,3. L'autopsie fit voir qu'on avait affaire à un ramollissement blanc très-limité du noyau extra-ventriculaire du corps strié et qu'il n'y avait pas de lésion des autres organes. Ce cas établit une sorte de transition entre les deux premières catégories de ramollissement cérébral.

2° Aub.., 80 ans. Une heure après le début, la température était à 37°,2, le pouls à 92; le soir, T. R. 37°,6; P. 92.

	Matin.		Soir.	
	T. R.	P.	T. R.	P.
2ᵉ jour	38°,1	88	38°,4	« «
3ᵉ —	39°	100	38°,2	120
4ᵉ —	38°,4	120	39°,1	neuf heures

vant la mort.

Il s'agissait ici d'un ramollissement rouge superficiel des lobes occipital et sphénoïdal, avec apoplexie capillaire circonvoisine (oblitération du sinus latéral droit). Nous avons encore un accroissement rapide de la température (39°,1), peu après l'attaque, puis des oscillations, avec des rémissions, se montrant, non plus le matin comme chez Brais..., mais le soir.

3° Capel.., 74 ans. Deux heures après l'attaque, T. R. 37°,2; P. 68. Le soir, T. R. 37°,7; P. 72.

	Matin.		Soir.	
	T. R.	P.	T. R.	P.
2ᵉ jour	« «	«	37°,6	72
3ᵉ —	38°,2	84	37°,8	84
4ᵉ —	37°,6	84	37°,4	84
5ᵉ —	37°,4	84	37°,2	72
6ᵉ —	37°,6	84	38°,4 une demi-heure

après la mort.

A l'autopsie on découvrit un ramollissement superficiel du lobe sphénoïdal droit (1).

4° Charl.., 75 ans. Le 4ᵉ jour, la température était à 38°,7 le soir ; — le 5ᵉ jour à 38°,6 et 38°,7 ; — le 6ᵉ jour à 39°,2 et 38°,6 (soir); — le 7ᵉ jour, 4 heures avant la mort, on enregistrait 40°. L'examen nécroscopique dénota la présence d'un ramollissement rouge du lobe occipital. La paralysie s'était développée progressivement, sans véritable apoplexie.

5° Febv.., 86 ans. Le soir du 4° jour, T. R. 37°,4; P. 96.

(1) L'observation complète, recueillie par nous, est consignée dans la thèse de M. Vauthier, intitulée : *Essai sur le ramollissement cérébral latent.* Paris, 1868.

	Matin.		Soir.	
	T. R.	P.	T. R.	P.
jour	37°	92	38°,6	«
6e —	37°,2	«	37°,8	«
7e —	37°,4	94	37°,8	«
8e —	37°,6	«	39°,2	110
9e —	37°,2	100	37°,8	«
10e —	« ɪ	«	38°,4	«
11e —	38°,6	une à deux heures avant le décès.		

Bien que dans tous ces cas, et en particulier dans les trois derniers, il s'agisse de *ramollissements latents* c'est-à-dire occupant l'un des lobes occipitaux ou la partie postérieure d'un lobe sphénoïdal, nous n'obtenons pas de tracés comparables.

6° Laur..., 75 ans, Attaque incomplète. Une demi-heure plus tard, T. R. 38°,4; le soir, T. R. 39°; pouls 100.

	Matin.		Soir.	
	T. R.	P.	T. R.	P.
2e jour	38°	88	37°,9	«
3e —	37°,6	«	38°,6	90
4e —	37°,8	«	« «	«
8e —	« «	«	39°,2	«
9e —	39°,3	onze heures avant la terminaison fatale.		

Ces indications thermométriques, relatives à un *ramollissement du lobe antérieur droit*, sont très-incomplètes; elles suffisent, toutefois, pour montrer qu'il n'y a pas d'analogie entre ces cas de ramollissement et les cas d'hémorrhagie qui s'en rapprochent au point de vue de la durée.

7° Virginie C..., douze à quinze heures après le début, T. R.

37°,6. — Le second jour, T. R. 37°,7 ; — le 3ᵉ jour, T. R. 38° et 38°,6 ; — le 4ᵉ jour, T. R. 39°,2 et 40°. *Ramollissement partiel du lobe antérieur*; oblitération de l'artère sylvienne (1).

8° Marie M..., 70 ans. Quinze à vingt heures après l'attaque, T. R. 39°,7 ; le soir, 39°,8 ; — le 3ᵉ jour, T.R. 39°,8 et 39°,5 (soir) ; — le 4ᵉ jour, T. R. 39°,4 et 39°,1 ; — le 5ᵉ jour, 40° et 40°,5, deux heures avant la mort. A ces dernières températures correspondaient 52 et 44 inspirations.

Nous retrouvons là, dès le second jour, une élévation passagère de la température suivie d'une descente progressive et enfin d'une ascension rapide qui s'opère en 24 heures. — Toutes ces indications concordent à faire croire que le siége de la lésion, dans cette catégorie, ne semble guère modifier la courbe thermométrique. En voici d'ailleurs une nouvelle preuve.

9° Rouss...., 73 ans. Le 5ᵉ jour, température rectale, 37°,8.

	Matin.		Soir.	
	T. R.	P.	T. R.	P.
6ᵉ jour	38°	«	37°,8	«
7ᵉ —	37°,6	104	37°,8	108
8ᵉ —	37°,8	«	37°,8	«
9ᵉ —	37°,8	«	37°,6	«
10ᵉ —	37°,2	«	37°,4	«
11ᵉ —	37°,4	112	38°	«
12ᵉ —	38°,4	«	38°	«
13ᵉ —	38°,8	«	38°	«
14ᵉ —	38°,3	«	38°,4	106
15ᵉ —	39°,2	»	40°,4	126
16ᵉ —	40°,8	quinze minutes avant la mort.		

L'autopsie montra un foyer de ramollissement blanc

(1) *Du ramollissement sénile du cerveau*, par Grenier; Paris, 1868, p. 56.

occupant le *sillon de Rolando* et la *circonvolution marginale postérieure*. L'ascension thermique se décompose en
deux segments : *a*) du 12ᵉ au 15ᵉ jour (matin), la température oscille entre 38° et 38°,8 ; *b*) du 15ᵉ jour (soir),
au 16ᵉ (soir), elle monte de 38°,4 à 40°,8. Nous n'avons
pas, d'ordinaire, de scission semblable dans les cas d'hémorrhagie cérébrale correspondant à ce groupe.

Dans tous ces cas, il n'y avait qu'un foyer de ramollissement; mais il est assez commun de rencontrer des
foyers multiples. Or, il nous a paru que, dans ces cas,
la température ne fournissait pas des indications aussi
nettes, aussi formelles que celles que nous avons consi-
gnées, en pareille circonstance, dans l'hémorrhagie cérébrale. Autant de cas, pourrait-on dire, autant de tracés
différents. Peut-être qu'en procédant sur un nombre de
faits plus considérable, en prenant la température plus
régulièrement qu'on ne l'a fait chez quelques-unes de nos
malades, arriverait-on à des conclusions plus dignes
d'intérêt pour le clinicien.

L'*irrégularité* des tracés thermométriques dans les cas
de ramollissement du cerveau qui appartiennent à ce
groupe tranche avec la *régularité* des tracés de l'hémorrhagie cérébrale et, par là même, nous avons un élé-
ment important de diagnostic.

Ajoutons encore que, de plusieurs des tracés en question ressortent deux points que nous utiliserons ultérieurement : *a*) une *élévation momentanée*, mais assez
prononcée de la température, dès le soir du premier jour
ou le second jour après l'attaque apoplectique; *b*) les
caractères de la période terminale.

III. Cas dans lesquels le ramollissement du cerveau s'est terminé par une guérison plus ou moins complète (avec ou sans paralysie).

Trois observations rentrent dans ce groupe. Dans toutes trois, les tracés thermométriques, ainsi que nos lecteurs vont pouvoir en juger, sont pour ainsi dire identiques.

OBSERVATION XVII.

RAMOLLISSEMENT CÉRÉBRAL.

Rhumatismes. — Étourdissements habituels. — Attaque apoplectique. — Hémiplégie à gauche. — Marche de la température centrale. — Amélioration progressive. — Guérison des accidents paralytiques. (Observation personnelle).

Saint L.... Marie G., 72 ans, née à Paris, sans profession, est entrée le 3 novembre 1870 à l'hôpital de la Pitié, salle du Rosaire, n° 9 (service de M. Marrotte).

3 nov. Soir. Les personnes qui amènent la malade assurent qu'elle a eu, il y a deux heures, une *attaque apoplectique* suivie d'une paralysie du côté gauche. En effet, le bras, soulevé, retombe inerte : par moments, il exécute de légers mouvements de reptation. Le membre inférieur gauche est également flasque, et tout à fait paralysé. S... L... est revenue à elle et répond en bredouillant aux questions qu'on lui adresse. Elle aurait eu des *rhumatismes* et serait sujette à avoir des *étourdissements*. Le premier bruit cardiaque est un peu soufflant, surtout à la pointe, le second est plutôt sec et dur; pas d'irrégularités. — Pouls régulier, à 64 ; T. R. 37°,8. — Sinapismes sur les membres inférieurs ; huile de ricin, 30 gr. avec trois gouttes d'huile de croton.

4 nov. P. 80. ; T. R. 37°,8. La malade, qui a eu des selles abondantes, offre ce matin les symptômes suivants : Paralysie incomplète

de la face, déjà moins marquée qu'hier. Les plis du front sont égaux.
Les paupières gauches se fermaient mieux. Pas d'inégalité des pupil-
es. *Arcus senilis* assez prononcé. Narines égales. Joue gauche
flasque. Sillon naso-labial gauche effacé ; traction de la commissure
labiale droite. La langue, déviée vers la gauche, est sèche et couverte d'un enduit blanchâtre. La luette est rectiligne. La parole est
plus libre. — La malade commence à soulever le bras gauche ; elle
fléchit la jambe gauche sur la cuisse, mais ne peut la soulever. Aux
deux membres paralysés, la sensibilité est à peu près normale. Œdème
des mains et des avant-bras. Rien de particulier dans les urines. —
Soir. P. 80 ; T. R. 38°.

5 *nov*. P. 88 ; T. R. 38°,7 ; T. V. 38°, 65. — *Soir*. P. 84 ; T.
V. 39°,4. Les réponses de la malade sont plus précises. Elle a été
réglée à 13 ans et a eu plusieurs enfants ; ménopause à 50 ans. — Après
quelques efforts, elle parvient à porter la main gauche à sa bouche.
Elle fléchit, allonge et soulève le membre inférieur gauche. La paralysie faciale diminue. Langue sèche et brunâtre au centre, saburrale sur les bords. Constipation.

6 *nov*. P. régulier, à 78 ; T. V. 37°,8. Fourmillements dans la
main gauche. 3 pil. écossaises. — *Soir*. P. 68 ; T. V. 37°,5.

7 *nov*. P. irrégulier, tantôt précipité, tantôt présentant des arrêts ;
T. V. 37°,4. Lorsqu'on fait manger de la soupe à la malade, il s'échappe
un peu de liquide par la commissure labiale gauche. La parole es
encore un peu bredouillante. — *Soir*. P. 64 ; T. V. 37°,4.

8 *nov*. P. 78 ; T. V. 37°,4. (Fig. 15).

12 *nov*. De temps en temps, on donne trois pilules écossaises à la
malade pour combattre la constipation à laquelle elle est sujette. Les
urines ne contiennent pas d'albumine.

23 *nov*. S... L... se lève, marche un peu.

28 *nov*. La moitié droite de la face offre des plis plus accusés que
ceux de la moitié gauche. Le sillon naso-labial, entre autres, est
plus creux à droite. La pointe de la langue est encore déviée vers la
gauche. La parole est toujours légèrement hésitante. La malade accuse une sensation de chaleur au front, principalement dans la par-
ie droite. — Elle lève la main gauche jusqu'à sa tête et serre avec

assez de force. Parfois, engourdissements dans les mains et dans la jambe gauche. Pas d'épistaxis.

21 *décembre.* S... L... reste levée toute la journée. La paralysie faciale a disparu. On n'observe plus qu'un peu d'embarras de la parole. — Il y a seulement un certain degré de lourdeur dans les mouvements du bras gauche. — Dans la marche, elle détache moins bien le pied gauche que le droit. Par instants, elle boite légèremen et la jambe est prise quelquefois de tremblement. Elle peut se soutenir sur sa jambe gauche seule. — Céphalalgie frontale. Étourdissements. — Elle sort le 22 décembre.

Les antécédents de la malade, la marche des accidents, nous paraissent démontrer qu'on avait bien affaire à un ramollissement du cerveau. Nous n'insisterons donc pas plus longuement sur ce point.

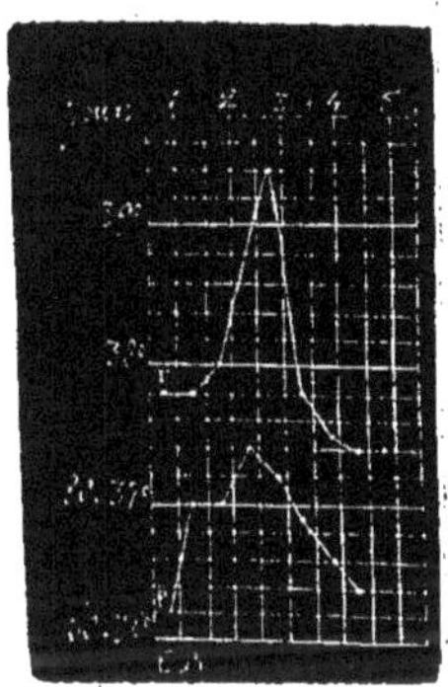

Fig. 15. T. Température. P. pouls. — Température 2 heures après l'attaque.

Deux heures après l'attaque la température était à 37°,8 et le soir du premier jour à 37°,8. Le second jour, nous avions 38°,2 le matin et 38°,6 le soir; enfin, le matin du troisième jour, le thermomètre marquait 39°,4: de là une ascension graduelle de la courbe (fig. 15). Le soir de ce troisième jour, la température était descendue à 37°,8. Jamais, dans l'hémorrhagie cérébrale, à moins de production d'un nouveau foyer, nous n'avons observé une telle pointe suivie d'une chute semblable. A partir de cette décroissance subite, la température est demeurée normale et la malade a guéri.

Le fait suivant est encore plus probant, car nous avons pu vérifier l'exactitude du diagnostic.

OBSERVATION XVIII.

RAMOLLISSEMENT DE LA 3ᵉ CIRCONVOLUTION DU LOBE ANTÉRIEUR GAUCHE ; APHASIE.

Hypertrophie du cœur. — Rhumatisme. — Rétrécissement de l'urèthre. — Malformation du prépuce. — Attaque apoplectique. — Hémiplégie droite incomplète. — Aphasie absolue. — Amendement de la paralysie. — Incontinence nocturne d'urine. — Intelligence conservée. — Spécimens de l'écriture du malade. — État stationnaire pendant un mois et demi. — Accidents dyspnéiques. — Mort. — Autopsie : ramollissement cérébral. — Oblitération d'une branche de l'artère sylvienne. — Hypertrophie du ventricule gauche. (Observation personnelle).

Yescham..., Pierre, âgé de 49 ans, employé, est entré le 1ᵉʳ décembre 1870 à l'hôpital de la Pitié, salle Athanase, nᵒ 23 (service de M. MARROTTE). D'après les personnes qui l'ont apporté, il aurait eu, il y a deux jours, une attaque apoplectique depuis laquelle il n'a pas recouvré la parole. Aujourd'hui encore (1ᵉʳ décembre, soir) on ne peut obtenir de lui aucune réponse. Le *bras droit* est incomplétement paralysé ; le malade parvient à le soulever un peu et avec peine. Le *membre inférieur droit* est moins paralysé que le bras : V... fléchit et allonge la jambe, mais il ne lui est pas possible de se soutenir sur elle. P. 84 ; T. R. 38°, 4. Eau de sedlitz.

2 *déc.* P. 72 ; T. R. 37°, 8. V... a eu plusieurs selles. La parole est toujours abolie. L'intelligence persiste, le malade comprend bien ce qu'on lui dit. La paralysie semble moins prononcée. *Soir :* P. 80 ; T. R. 38°, 4. (Fig. 16).

3 *déc.* P. 100 ; T. R. 39°, 8. Incontinence nocturne d'urine. — *Soir :* P. 72 ; T. R. 37°, 8. V... a été levé pour qu'on puisse faire son lit ; il s'est recouché seul, ce qui montre la diminution de la paralysie. Il parvient à mettre sa main droite sur sa tête ; il serre médiocrement fort ; il ne peut pas allonger la langue. La parole est nulle, l'*aphasie* absolue.

4 *déc.* P. 60 ; T. R. 36°, 7. V... prononce bien le mot « non » et assez bien le mot « oui. » Les diverses fonctions s'accomplissent d'une manière régulière. Une portion. — *Soir :* P. 64 ; T. R. 37°,4.

5 *déc.* P. 60 ; T. R. 37°. Le malade urine toujours sous lui. — *Soir :* P. 68 ; T. R. 37°, 2. Voici ce que le malade répond *par écrit lorsqu'on lui demande comment il est tombé malade : « M'aviez* (ce mot est barré). *Mous m'aviez fait une question. qu'une fausse position. qui m'avait prise. Qu'étant la dernière nuit dernière. sans secousse, sans me prendre à rien pour ce qu'un mal mal cruels* (s barrée).

« *Ainsi que vous m'aviez vu ainsi que vous m'avez vue. que vous que vous m'avez fait. ainsi car il faut ainsi* (barré) *une maladie sans secousse sans secousse* (ces deux derniers mots sont barrés) *seconde aucune perte qu'à ce ce* (ces trois mots sont barrés) *n'a na pas cruelle. ce que qu'est parole sans* (barré) *ainsi subie. Veschambes. »*

On voit qu'il fait de grands efforts pour trouver les mots ; il se dépite par instant de son impuissance. L'écriture, d'ailleurs, est parfaite au point de vue calligraphique.

6 *déc.* P. 76 ; T. R. 38°, 4. Même état de la parole : oui, non. — *Soir :* P. 60 ; T. R. 37°, 2.

7 *déc.* P. 68 ; T. R. 37°. Constipation depuis deux jours. Lavement purgatif. Incontinence d'urine. V... descend de son lit et y remonte sans aide ; il se sert de son bras. — *Soir :* garde-robe abondante. P. 68 ; T. R. 37°, 5.

8 *déc.* P. 56 ; T. R. 37°, 1. V... nous remet l'écrit suivant : « *Monsieur le médecin ayez l'obligeance de faire donner deux portions au malade.* » Il n'y a pas un seul mot barré. — *Soir :* P. 64 ; T. R. 37°, 6.

9 *déc.* P. 64 ; T. R. 37°, 2. — Le 10, il nous écrit : « *Monsieur ayez l'obligeance de faire donner trois portions au malade, je vous prie.* » Le 15 décembre : « *Monsieur le Médecin en chef est prie de donner une portion en plus s'il vous plaît.* » Puis vient un mot barré, illisible et, entre parenthèses, « *4 ryntitions,* » pour portions sans doute. Il semblerait donc que les mots ne reviennent

pas. Il ne reste plus qu'une légère faiblesse dans le côté droit du corps.

24 *janvier* 1871. Depuis la dernière note, le malade n'avait offert aucun accident particulier. La parole est toujours perdue : oui, non. V... se fait comprendre par signes. — A onze heures, il est pris d'un frisson intense avec tremblement général et douleur angoissante à la région précordiale : T. R. 37°, 3. — *Soir* : Le frisson a cessé vers midi. Rien ne l'explique. L'état du cœur (hypertrophie) n'a pas changé ; la respiration est normale. Le malade se trouve mieux. P. 96 ; T. R. 37°, 7. L'incontinence d'urine, qui avait cessé, se montre de nouveau.

25 *janv.* Amélioration notable. P. 84 ; T. R. 37°, 2. Je lui demande de m'écrire ce qui lui est arrivé : « *Rhumes, affections grave, diarrhée, contre R* (barrés). *C'est touj la* (ces deux mots sont barrés) *la dimanche pour qui suit* (ces trois mots sont barrés) *ça me tient. C'est la dernière et c'est la première que c'est.* » Viennent enfin quatre mots barrés, illisibles. Loin de se rétablir, la fonction du langage écrit paraîtrait donc s'affaiblir, car il y a dans cet extrait plus de fautes que dans le premier.

26 *janv.* V... est revenu à son état habituel.

27 *janv.* Nouveaux accidents : pâleur de la face, lypothimie, dyspnée. A l'auscultation, on constate en arrière, à gauche, des râles ronflants et sous-crépitants dans toute la hauteur du poumon ; — à droite les mêmes râles, mais moins nombreux ; en avant la respiration est ronflante. Jul. avec 50 gr. d'infusion d'ipéca et sirop diacode. — Rétrécissement de l'urèthre, qui joue peut-être un rôle dans l'incontinence d'urine. V... nous fait comprendre qu'il a eu cinq *blennorrhagies*. Il présente une curieuse *malformation du prépuce* : il fait complétement défaut sur la partie antérieure du gland, de la base au sommet ; en revanche la partie inférieure est hypertrophiée, épaisse d'un centimètre à un centimètre et demi, dépasse le gland sur ses bords et descend au-dessous de lui dans une longueur de un à deux centimètres ; en définitive, cette partie du prépuce constitue une sorte de coussin sur lequel repose le gland. Celui-ci, d'ailleurs, est bien conformé, ainsi que le pénis.

29 *janv*. Les accidents thoraciques sont de plus en plus accusés. Dyspnée intense. Tendance considérable au refroidissement. Le malade meurt à onze heures du soir.

AUTOPSIE *le* 30 *janvier*. *Tête* L'*encéphale* pèse 1270 grammes. Les artères de la base sont à peine athéromateuses. L'*hémisphère* droit est sain et a le même poids que le gauche.

Hémisphère gauche. Lorsqu'on enlève les membranes en suivan le trajet de l'artère sylvienne, on découvre un *foyer de ramollissement* occupant : 1° la *troisième circonvolution* du lobe antérieur ; 2° la portion horizontale de la circonvolution d'enceinte de la scissure de Sylvius, portion située immédiatement au-dessus du lobule de l'insula ; 3° la circonvolution qui précède immédiatement la circonvolution pariétale antérieure. Le foyer, qui a environ sept centimètres de hauteur, a une couleur jaunâtre qui tranche avec celle des parties environnantes. Au niveau du foyer et à sa périphérie la pie-mère est un peu injectée. La terminaison de l'artère carotide est légèrement opaque. L'artère sylvienne n'est pas athéromateuse ; sur l'une de ses divisions secondaires, se distribuant à la région ramollie, à deux centimètres de son émergence du tronc principal on trouve un *caillot jaunâtre* long d'un centimètre, dur, se détachant assez facilement. Nul dépôt athéromateux ne correspond à ce caillot. Les autres divisions de l'artère sylvienne sont libres.

Cervelet, isthme (170 gr.) : sains.

Thorax. Adhérences pleurales au sommet des poumons. Poumon gauche sain. — Congestion et œdème des lobes supérieur et inférieur du poumon droit dont les bronches sont hypérémiées. — Nombreuses plaques laiteuses à la surface du *cœur*. Caillots noirs et jaunes dans l'oreillette et le ventricule droits ; rien à gauche. *Hypertrophie* considérable du ventricule gauche, dont les parois ont trois centimètres d'épaisseur. Epaississement athéromateux de la *valvule mitrale*, ne paraissant pas gêner son fonctionnement. Les *valvules sigmoïdes* de l'aorte sont souples ; l'un des nodules est athéromateux ; de l'une des valvules part une bride celluleuse, filiforme, qui s'attache sur l'aorte. Pas de végétations. Le tissu du

cœur est un peu décoloré, friable. Poids : 790 gr. Plaques athéromateuses assez nombreuses sur l'*aorte*.

Abdomen : Foie (1720 gr.), rate (480 gr.), estomac, sains. —
Rein gauche (90 gr.) ; décortication difficile ; enveloppe épaisse ;
surface du rein mamelonnée, offrant une série d'*infarctus*. Les deux
substances sont confuses. — *R. droit* (130 gr.) : l'une des moitiés
est aussi altérée que le rein gauche ; l'autre moitié est presque saine.
— *Vessie* : parois épaisses d'environ un centimètre ; muqueuse
parsemée d'arborisations.

Relevons, en quelques mots, les traits importants de
l'histoire de ce malade.
C'est à la suite de *rhumatismes* sur lesquels nous
manquons de détails, qu'est
survenue l'*hypertrophie du
cœur.* A cette lésion doit
être sans doute rattachée
l'attaque apoplectique symptomatique du ramollisse-
ment et les accidents dyspnéiques qui ont produit la
mort. — Le foyer de ramol-

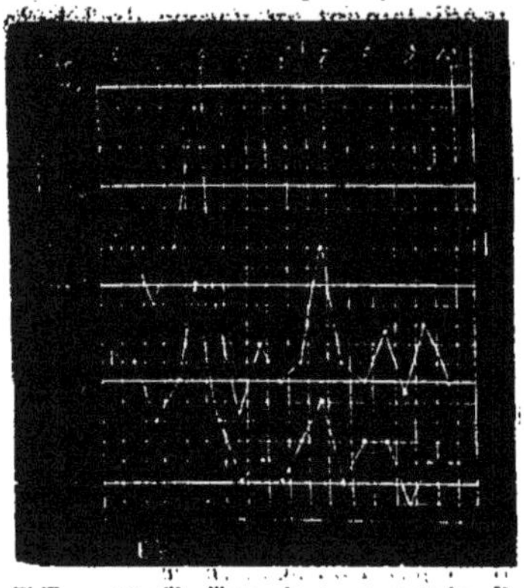

Fig. 16. T. Température rectale. P,
pouls. La première température a été
prise le soir du deuxième jour de l'attaque.

lissement siégeait au niveau du lobe frontal gauche et
intéressait la *troisième circonvolution ;* l'hémiplégie existait
à droite ; il y avait une aphasie *absolue :* sous ce rapport,
ce cas rentre donc dans la règle.

Quant à la marche de la température, elle a été la
même que dans l'observation précédente. Après une élévation à 39°,8, le matin du quatrième jour, la température est descendue promptement au chiffre normal puis
au-dessous (36°,7). La figure 16 est très-instructive à cet

égard. Pendant plusieurs semaines le malade reste dans une situation passable, bien que l'aphasie persiste ; puis, sans cause appréciable, apparaît une complication pulmonaire qui l'enlève en quelques jours. L'autopsie nous a démontré que le diagnostic était exact, car il y avait un foyer de ramollissement parfaitement caractérisé. Nous n'avons plus, pour terminer l'histoire de ce groupe, qu'à rapporter une observation.

OBSERVATION XIX.

RAMOLLISSEMENT CÉRÉBRAL ; APHASIE.

Accidents cérébraux mal déterminés. — Épistaxis. — Étourdissements avec chute. — Attaque apoplectique : Hémiplégie complète à droite ; aphasie totale. — Amélioration progressive de la paralysie et de l'aphasie. — Spécimens de l'écriture de la malade. — Marche de la température. (Observation personnelle).

Thomas, Justine, 60 ans, blanchisseuse, est entrée le 15 décembre 1870, à l'hôpital de la Pitié, salle du Rosaire, n° 8 (service de M. Marrotte).

Voici sur ses antécédenss les détails que nous avons recueillis plus tard, mais que nous donnons, dès maintenant, à leur place naturelle. Réglée à 20 ans ; ménopause à 47 ans ; mariée ; pas d'enfants. Elle est à Paris depuis 1842. Elle aurait eu deux maladies, mal caractérisées, qui se seraient compliquées d'accidents cérébraux et, en particulier, d'*hallucinations* : elle voyait des singes qui venaient tout déranger dans sa chambre. Elle dit n'avoir jamais commis d'excès de boisson ; ne pas avoir souffert de la misère et n'avoir jamais eu de rhumatisme. Elle aurait éprouvé beaucoup de chagrins, surtout par des pertes d'argent. Depuis quelque temps, elle est sujette à des *pistaxis* et à des étourdissements, quelquefois avec chute. Elle aurait remarqué aussi, de temps en temps, que son bras droit devenait faible. Enfin, elle est d'ordinaire trois ou quatre jours sans aller à la garde-robe.

15 *décembre. Soir.* Cette femme, d'après les personnes qui l'ont amenée à l'hôpital, a eu une *attaque d'apoplexie* il y a trois jours. Actuellement, nous notons les phénomènes suivants: P. 84 ; T. V. 39°, 6. *Hémiplégie complète du côté droit* : Soulevé, le membre supérieur retombe inerte ; aucun mouvement spontané du membre supérieur droit ; lorqu'on l'a fléchi, il se maintient quelques instants dans cette position. La sensibilité est à peu près tout à fait abolie dans les membres du côté droit. — Pas de paralysie appréciable de la face. La mal.de ne parvient pas à allonger la langue, ce qui tient à ce que les mâchoires sont un peu contracturées. Assoupissement. Aphasie complète. *Traitement* : Vésicatoire à la nuque ; huile de ricin 30 gr., h. de croton 2 gouttes.

16 *déc.* P. 72; T. V. 38°,4. Le purgatif a déterminé des selles abondantes. — La malade, qui ne peut prononcer aucun mot, va mieux ce matin : ainsi, la jambe se soutient, le bras est moins inerte. — *Soir.* P. 72; T. V. 38°,2.

17 *déc.* P. 72; T. V. 37°,8. L'aphasie est toujours absolue. La

Fig. 17.

paralysie diminue: la malade exécute quelques mouvements avec la jambe et le bras du côté droit. — *Soir.* P. 64 ; T. V. 37°,5.

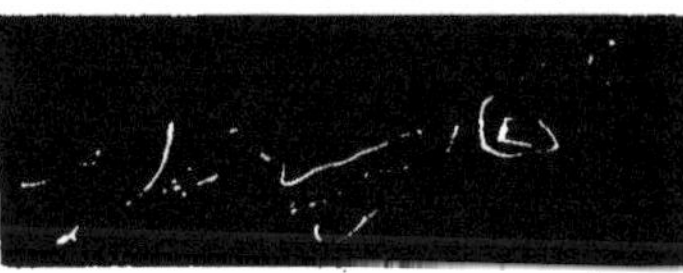

Fig. 18.

18 *déc.* P. 68 ; T. V. 37°,4. Ce matin, sans cause connue, la malade s'est levée de son lit et a voulu se sauver de la salle : elle a sans doute eu une hallucination. La paralysie a presque disparu. Th... prononce « oui » « non » ; mais elle ne peut dire ni son nom, ni son âge. J'ai voulu lui faire écrire son nom, elle n'est arrivée qu'à un griffonnage insignifiant. (Fig. 17.) Après effort et alors qu'on l'avait écrit devant elle, elle a répété tout d'un

coup son prénom — Justine. — Rien de notable à l'auscultation du cœur.

21 *déc.* Th... a recouvré presque tout à fait la parole. Voici quelques spécimens de ses phrases : « On est nour... nourri, comme il faut ici. — Si mes sœurs... sœurs ne venaient pas. — Comment ma ma... maladie est venue? Je... je ne peux plus le rappeler. » Il y a donc des répétitions de mots ou de syllabes dans ses phrases. Souvent aussi elle répéte la question avant de répondre et dit fréquemment « oui, oui. » Elle essaie d'écrire son nom ; mais elle n'y arrive que d'une manière très-imparfaite (fig. 18). Cette impuissance ne dépend pas de la paralysie, car Th... se sert de la main droite, la porte sur sa tête, etc. Partout, la *sensibilité* est à peu près revenue. — Le *membre inférieur droit* a récupéré ses fonctions. — La *mémoire* est encore très-obtuse.

31 *déc.* Amélioration notable. La mémoire s'affermit. Th... sait le

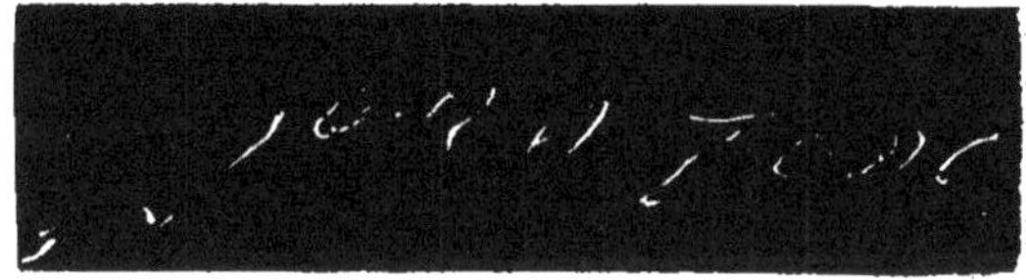

Fig. 19.

jour , le mois. Elle répète moins souvent les mots; toutefois elle hésite de temps en temps. Elle écrit son nom et la figure 19 indique que, sous ce rapport aussi il y a progrès.

1871. 9 *janvier.* En raison du bombardement de l'hôpital par les Prussiens, bombardement qui a commencé cette nuit, Th... veut

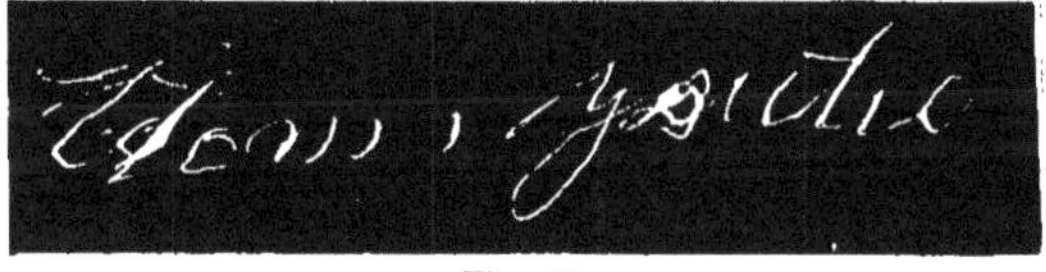

Fig. 20.

sortir. Elle écrit moins mal son nom, mais il y a encore des interversions de lettres et des lettres font défaut. (Fig. 20.)

Novembre. L'intelligence est assez fortement affaiblie. La conception s'opère lentement ; l'association des idées est loin d'être toujours parfaite. Parfois, elle commence un sujet, puis passe à un autre. En un mot, il y a un certain degré de confusion mentale. La *parole* est beaucoup plus libre qu'au moment de la sortie de l'hôpital. La maade ne saute plus de mots dans son discours. —Nulle trace de para-

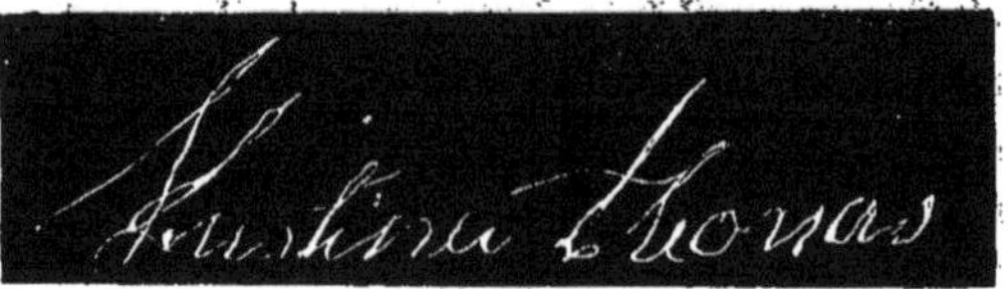

Fig. 21.

lysie faciale. Cependant Th... assure que sa *joue gauche* lui semble quelquefois gonflée et qu'elle est le siége de fourmillements. Ce dernier symptôme existerait aussi dans les mains et plus dans la *gauche* que dans la *droite*. Céphalalgie fréquente, surtout à gauche (région pariéto-frontale). — Th... serre moins bien de la main *droite* que de l'autre ; elle marche en traînant la jambe droite. — Les *bruits du cœur*, quoiqu'un peu faibles, sont normaux. Le pouls est régulier, mais facilement dépressible. Elle écrit beaucoup mieux son nom. (Fig. 21.) Nous aurions voulu comparer ce spécimen à l'écriture de la malade avant son attaque, mais cela ne nous a pas été possible.

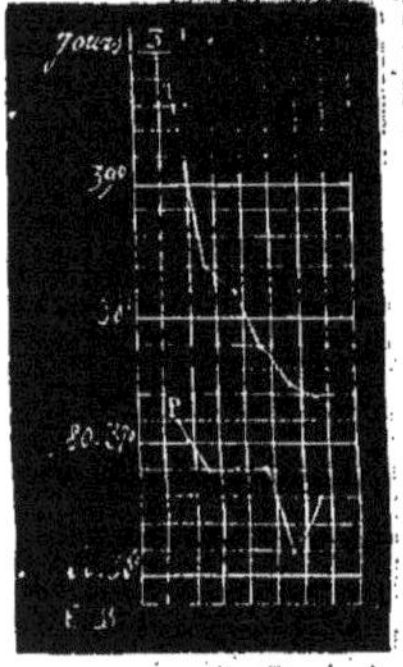

Nous n'avons, ici, qu'une portion du tracé thermométrique. Néanmoins nous croyons pouvoir en tirer les déductions suivantes : 1° Le troisième jour, au soir, nous observons un *pic* (Fig. 22), de même que chez Saint-L... (obs XVII) et chez Veschambes (obs. XVIII.) ; —2° à ce

Fig. 22. T. Température vaginale. P. pouls. La première température a été prise le soir du troisième jour de l'attaque.

pic succède, comme dans les deux cas en question, un *abaissement*, pour ainsi dire brusque, de la température qui, dès le cinquième jour était redevenue normale. Un coup d'œil jeté sur les figures 15, 16 et **22** suffit pour prouver l'analogie qui existe entre ces tracés.

Cette malade, ainsi que Veschambes (obs. xviii), était *aphasique*. Mais, chez elle, l'*aphasie* n'a pas suivi la même marche que chez Veschambes. En effet, s'il y a eu, chez ce dernier malade, une amélioration sous le rapport du langage écrit, le langage articulé est demeuré à peu près complétement aboli. Chez Justine Thomas, nous avons pu noter pas à pas les progrès de la guérison non-seulement pour le langage articulé, mais encore pour le langage écrit. Les spécimens de l'écriture représentés dans les figures 17, 18, 19, 20 et 21 édifieront parfaitement, nous l'espérons, nos lecteurs et atténueront la longueur des détails dans lesquels nous sommes trop souvent obligés d'entrer.

IV. Comparaison entre les périodes thermométriques du ramollissement du cerveau et celles de l'hémorrhagie cérébrale.

Voyons maintenant quels sont les caractères qui distinguent les tracés du ramollissement de ceux de l'hémorrhagie cérébrale et pour cela comparons, dans les deux maladies, les diverses périodes thermométriques.

1° *Abaissement initial.* Si l'on excepte les cas de ramollissement que nous continuerons de désigner sous le nom d'extraordinaires, et qui composent l'abaissement initial, paraît faire défaut dans *l'encéphalomacie* et, quand il existe, il n'est pas aussi prononcé que dans *l'hémorrhagie cérébrale.* Le plus communément, on trouve

37°, — 37°,2, — 37°,4, et même 37°,8 (1) dans les deux premières heures qui suivent l'attaque ; tandis que, en général, dans l'hémorrhagie cérébrale, la température, durant la période correspondante, descend au-dessous de 37°.

L'étude de la *respiration* et du *pouls* ne nous apprend rien de précis. Nous comptons, par exemple, pour une température normale, 80, 92, 96 pulsations.

2° *Période stationnaire.* Souvent, peu après l'attaque, on voit survenir, quand il s'agit d'un *ramollissement,* une élévation brusque de la température qui atteint 39° et même 40° ; puis, la température baisse, revient au taux normal et offre des oscillations tout à fait irrégu-lières, tantôt restant au même chiffre pendant deux jours (Brais..., p. 147); tantôt offrant des rémissions soit *vespérales*, ainsi qu'on le voit chez Capel... (p. 149), Charl... (p. 149), Rouss... (p. 151), etc.; soit matitudi-nales comme chez Brais... (p. 148), Febv... (p. 149), etc. Ces rémissions peuvent atteindre jusqu'à un degré.

Dans l'*hémorrhagie cérébrale* nous n'avons jamais vu la période ascensionnelle suivre cette marche. Lorsque, dans cette maladie, la température dépasse 39° peu après l'attaque, elle ne redescend pas au chiffre physiolo-gique, à moins cependant, qu'il ne se produise un nouvel épanchement sanguin. D'un autre côté, les oscillations

---

(1) Obs. xxxiv du mémoire de MM. Prévost et Cotard, intitulé *Études physiologiques et pathologiques sur le ramollissement cérébral,* 1866. Plusieurs observations contiennent quelques indications thermométri-ques, en général assez incomplètes, car les auteurs ne s'occupaient pas de ce point de vue de la question.

sont plus régulières et plus circonscrites dans l'hémorrhagie cérébrale que dans le ramollissement du cerveau.

Pour cette période encore, nous ne pouvons tirer du
pouls ou de la *respiration* aucun renseignement digne
d'être mentionné.

3° *Période ascendante.* Dans le *ramollissement*, elle survient d'habitude après une période stationnaire assez
longue et mal caractérisée. La température, dans la
grande majorité des cas, monte *plus lentement* que dans
l'*hémorrhagie cérébrale.* Tantôt l'ascension thermométrique est à peine marquée; tantôt, et le plus souvent,
elle s'élève dans une certaine mesure (39°, 40°); enfin,
dans quelques cas, elle atteint un degré aussi élevé que
dans l'hémorrhagie cérébrale.

L'examen du *pouls* et de la *respiration* qui, pour l'hémorrhagie cérébrale, nous a donné des indications presque toujours identiques, nous montrent encore, pour le
ramollissement, les mêmes irrégularités qu'aux autres
périodes. Toutefois, ces irrégularités sont moins accusées, surtout dans les cas de ramollissement qui se terminent par une période ascendante franche et rapide.

4° *Température terminale.* A part, bien entendu, les
cas de la première catégorie, la température terminale
est moins haute dans le *ramollissement* que dans l'hémorrhagie du cerveau (1).

(1) Dans une observation communiquée par nous à M. Grenier (*loc.
cit.*, p. 76), nous avons eu 41°,8; chez Brais..., 42°,2; chez G... Barbe,
dont M. Vauthier a publié (*loc. cit.*, 32) l'obs. rec. par nous, la temp.
terminale s'élevait à 42°,6. Enfin, M. H. Liouville a trouvé 43° (Grenier, (*loc. cit.*, p. 82).

5° *Température post mortem.* Après la mort, la température nous a paru descendre un peu plus vite que dans l'hémorrhagie cérébrale. Dans le cas de Brais... (p. 148), la température a monté d'un dixième de degré une heure après la mort; puis elle a descendu à 42°, deux heures et demie après le décès. Dans un autre cas (1), nous avons obtenu les chiffres suivants :

30 minutes après la mort.	T. R.	38°,4
Une heure et demie après.	—	38°,2
2 heures et demie . . .	—	36°,6
4 heures et demie . . .	—	35°,6
6 heures et demie . . .	—	32°,6

Ce point particulier mérite d'attirer l'attention des observateurs; mais, jusqu'à présent, il est impossible de déduire des cas connus, une conclusion quelque peu sérieuse. Peut-être se fera-t-elle attendre longtemps, car il n'est pas toujours aisé de recueillir tous les éléments qui composent une observation véritablement complète.

Malgré leur imperfection, les faits qui précèdent ne sont pas dénués de tout enseignement, et nous croyons possible d'en déduire les deux propositions générales qui suivent : 1° La courbe thermométrique diffère dans l'hémorrhagie cérébrale et dans le ramollissement du cerveau ; 2° L'examen de la courbe thermométrique peut fournir des indications sérieuses au point de vue du diagnostic.

(1) Vauthier, *loc. cit.*, p. 36.